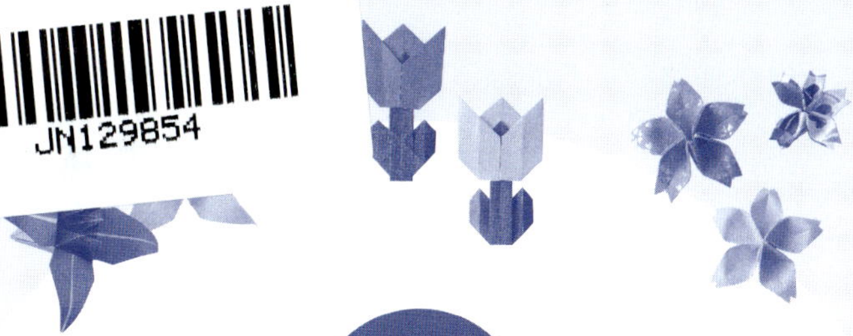

70歳からの 脳に効く 花のおりがみ

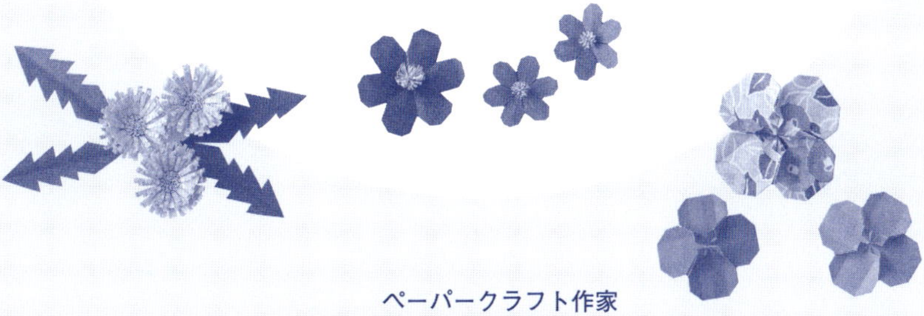

ペーパークラフト作家
たかはしなな 著
脳科学者
篠原菊紀 監修

宝島社

はじめに

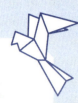

「人や物の名前が出てこない」「さっき聞いたことをすぐ忘れてしまう」――年齢を重ねるにつれて体が衰えるように、脳の働きも20歳ごろをピークに徐々に衰えていきます。このようなお悩みは、脳の前頭前野が担う「ワーキングメモリー」という機能の低下によるものです。ワーキングメモリーは、何かの作業をするために必要な情報を一時的に脳に記憶しておく能力のことで、使わずにいるとどんどん衰えていってしまいます。一方で、何歳からでも鍛えることができ、認知症予防にもつながるのです。

では、どうすれば脳を刺激することができるのでしょうか？　その代表的な

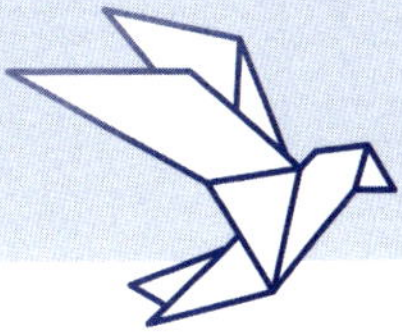

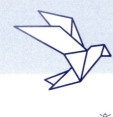

ものが、脳トレと呼ばれるものです。一般的に脳トレとは、記憶力や思考力、空間認知力などを用いて課題をクリアするものですが、この要素がおりがみにはすべて含まれています。さらに、両手の指先を使いながら折るという動作は、脳の広い領域を刺激することができるのです。詳しい効果は本文で説明していますが、おりがみは脳に刺激を与え、老化を防ぐために、非常に効果的なトレーニングということができるのです。また、「楽しい」と思える遊びは脳によい影響を与えることがわかっています。健康な脳を維持するためにも、おりがみを楽しんでみてください。

公立諏訪東京理科大学教授　篠原菊紀

れる6つの力

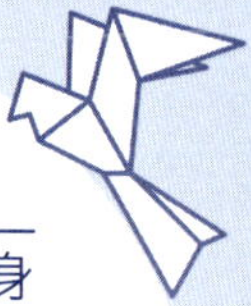

集中力

本を読みながら、自分自身で折っていくおりがみは、集中力のトレーニングとしても最適。おりがみに慣れてきたら、音楽を流しながら、テレビを見ながらといった、進め方でより集中力が身につきます。

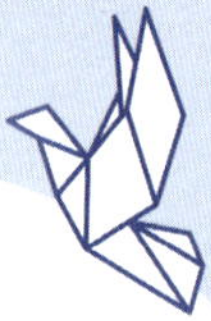

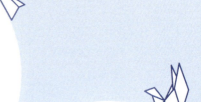

記憶力

おりがみは、思考や作業のための一時的な記憶である、「ワーキングメモリー」を強化することができます。ワーキングメモリーは、一時的に記憶や情報を脳に蓄え、組み合わせて答えを出す機能で、日常生活に欠かせない力です。

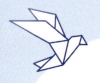

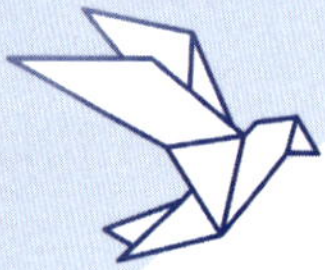

巧《こう》緻《ち》性

高齢になると、認知機能や運動機能にも衰えが出はじめ、若いときに比べ指先の作業にも時間がかかるようになります。おりがみを楽しむことが、巧緻性のトレーニングにつながります。

おりがみで鍛えら

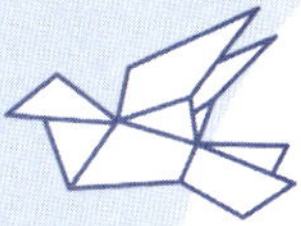

思考力

おりがみの工程を見ることで、現在の形から次の形に変化させるためには、どのような折り方が必要なのかを考えることができます。慣れてきたらおりがみの向きを変えて折るなどアレンジしてみましょう。

空間認識能力

1枚の平面の紙を、立体的な形にするおりがみは、物を見て形や位置などの情報を把握する「空間認識能力」のトレーニングにも役立ちます。慣れてきたら、折り図を見ずに、完成をイメージして折ることもおすすめです。

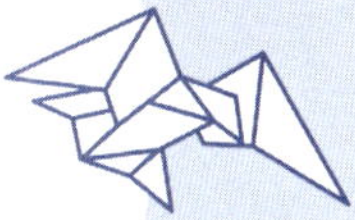

目標達成力（幸福感）

工程を順に追って完成させることで達成感を味わえることはもちろん、上達とともに難しい工程が折れたときなどには、脳が快感を覚え、ドーパミンを発生させます。このドーパミンが認知機能障害の改善につながります。

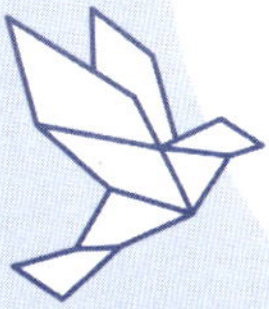

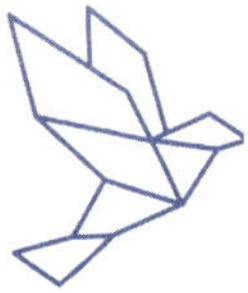

おりがみと脳の関係

脳は加齢とともに神経細胞が減少していきます。これによって、記憶力や判断力などの認知機能が低下し、場合によっては日常生活に支障をきたすこともあります。だからこそ、毎日脳に刺激を与え続けることによって鍛えることはとても大切です。

ではなぜ、おりがみは脳を活性化させるために有効なのでしょうか？　おりがみを作る時のことを考えてみましょう。おりがみの作品をひとつ完成させるには

●折り図を見る
●折り方を覚える・思い出す
●立体をイメージする
●指先を使い折る
●完成した喜びを感じる

という流れがあり、これらは脳を刺激するために効果的なものばかりです。

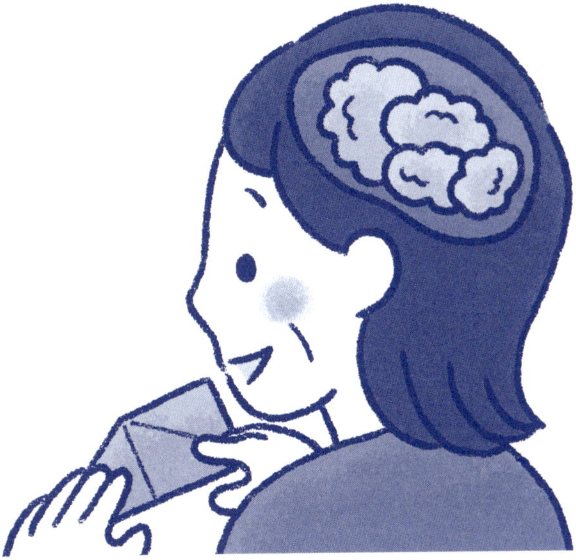

折り図を見ながら、立体をイメージし、両手の指先を動かすことで脳の広い範囲に刺激を与える。

いわゆる「脳トレ」と呼ばれるものは、思考や判断と深い関わりを持つ前頭葉を活性化させるものを指します。前頭葉の前頭前野には、記憶や情報をもとに答えを出す「ワーキングメモリー」と呼ばれる機能があります。ワーキングメモリーの低下は、さっき聞いたことをすぐ忘れてしまう、人の名前が出てこないといった脳の衰えにつながりますが、おりがみを楽しむことでこの機能が強化されるのです。

さらには、「折る」という指先の動き。指を動かすためには、脳の広範囲を使用します。つまり考え、イメージしながら、思い出し、指先を使って折るというおりがみは脳を活性化させるために理想的なものということができるでしょう。

二重課題で集中力アップ

加齢とともに脳の認知機能が衰えてくると、集中力がなくなり、複数のことを同時にこなす二重課題が難しくなります。二重課題は注意力の改善に効果的なトレーニングです。おりがみは折り図を見ながら両手を使う動作が特徴です。必ず、想像しながら、思い出しながら、というように「〇〇しながら、両手を動かす」二重課題をこなすことになります。折ることに慣れてきたら、話をしたりテレビを見ながら作業をすることも効果的です。

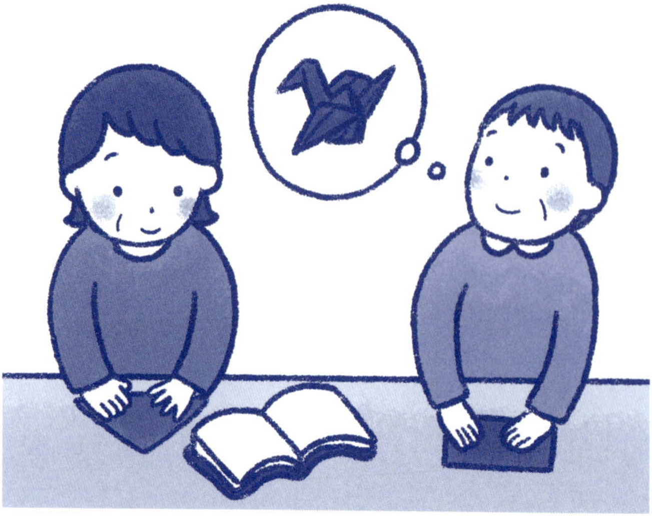

おりがみを折りながら、なにかをするということは全て二重課題のトレーニングとなる。

繰り返して記憶力を高める

おりがみを折っていくとき、私たちの脳では「どの線が何折りを示すのか」「折り方によってどんな形ができたか」を理解し、記憶しながら作業するということが繰り返されています。記憶や情報を一時的に保持するという脳の状態が、おりがみをしている間はずっと続くことがトレーニングになるのです。これにより、特に強化されるのが記憶力（ワーキングメモリー）。ワーキングメモリーを鍛えることで、認知機能低下の抑制し、認知症予防につながります。

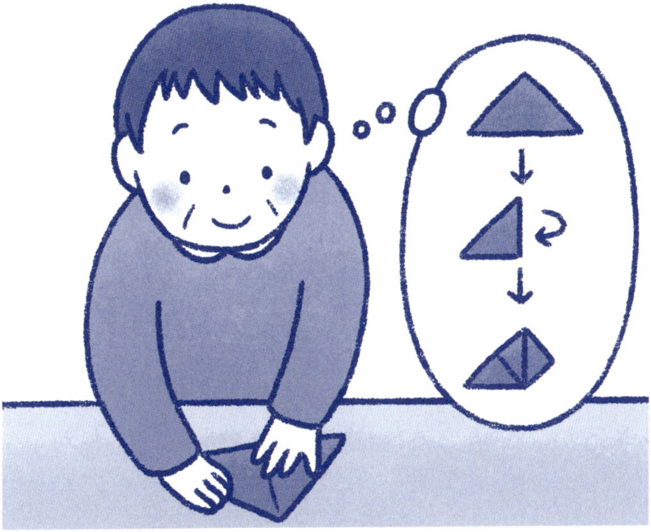

同じ工程を何度も繰り返して折ることで、ワーキングメモリーと呼ばれる短期記憶のトレーニングにつながる。

つまずきの解消で思考力アップ

おりがみを折っていると、折り方がわからなくなったり、知らぬ間に間違えてしまっていたりと、多くの人はつまずく部分が出てくることでしょう。そこで大切になるのが思考力です。向きを変えておりがみを見てみる、最初から作り直すなど、考え方や見方を思考することで、鍛えることができます。ただし、いつまでたっても理解ができない状態は脳に過度なストレスを与えてしまうことも。一度スキップして、別の作品にチャレンジするという選択肢もあることを忘れずに。

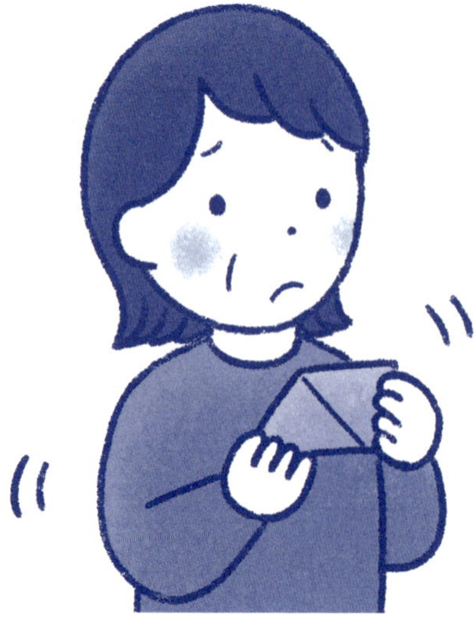

難しい工程や、失敗してしまった時に、その原因を考えることも脳に刺激を与えることになる。

イメージで空間認識能力を高める

空間認識能力とは、空間にある物の位置や形、大きさや方角を把握する能力を指します。この能力が低下すると方向や幅、距離などを把握しにくくなり、段差につまずいたり、物にぶつかったりしやすくなります。平面の紙を折り重ねて立体の作品を作るおりがみは空間認識能力を高めることに効果が期待できます。何度か作ったことのある作品は、できあがりをイメージして、折り図を見ずに折ってみるとより効果的です。

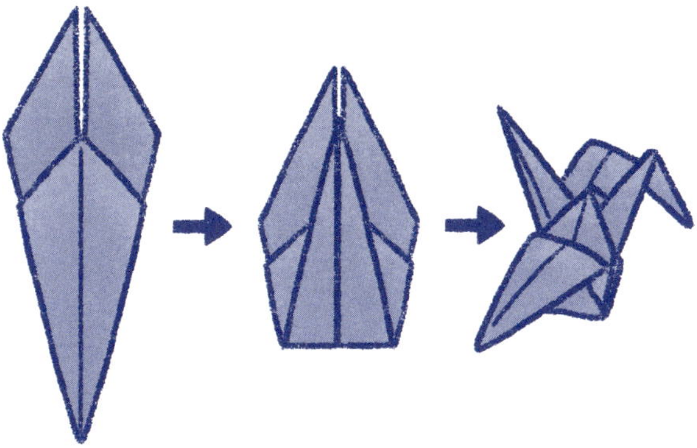

平面のおりがみが立体になっていくことをイメージすることで、空間認識の能力が高まる。

巧緻性を鍛えれば脳は活性化する

巧緻性とは、手先や指先を動かす能力のことです。物を持ち運ぶ、文字を書く、料理やペットボトルの開け閉めなど、日常生活に直結する能力ですが、加齢とともに衰えます。手や指の神経は脳と深い関わりを持っているため、巧緻性を鍛えると、脳の広範囲を刺激することができ認知機能を高めることへとつながります。おりがみには角と角を合わせる、半分に折るなど手先の操作が必須となるため、効果的なトレーニングになります。

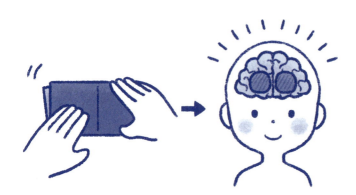

指を動かすためには、脳の広い範囲を使っているため、指先を使う折り紙は脳の広い範囲を刺激する。

おりがみでドーパミンを分泌させる

ドーパミンは、からだの運動を調節している神経に指示を送る、神経伝達物質のひとつです。不足すると、手足がふるえる、筋肉がこわばる、動作が緩慢になるなどの症状が現れます。一方、ドーパミンは「幸せホルモン」とも呼ばれます。ドーパミンが増えると、ポジティブで意欲的になり、集中力もアップします。ドーパミンを増やすためには達成しやすい目標を掲げるという方法がありますが、おりがみは非常に適したトレーニングといえます。

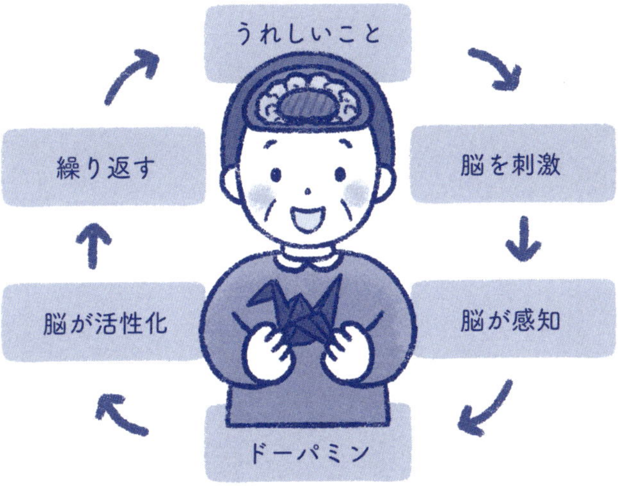

折り紙を作る過程の喜びをドーパミンを分泌させ、脳が記憶することでやる気を向上させることにもつながる。

「選ぶ」という行為でも脳は刺激を受ける

ここまではおりがみを折ることで脳に与える利点をお伝えしてきましたが、それ以外にも脳を活性化させるポイントがあります。それは、選ぶという行為です。どの作品を作るかを本から選ぶ。選んだ作品をイメージして、どんな色、どんな紙で折るのかを選ぶことで、ドーパミンが分泌されます。複数の中から選び、決定するには意欲が必要です。作る作品や紙の色、種類を積極的に選んで決めてから、楽しんで折るということを意識してみてください。

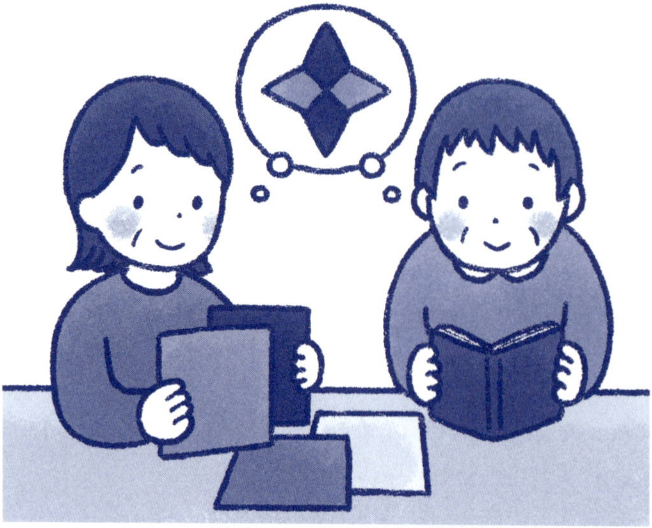

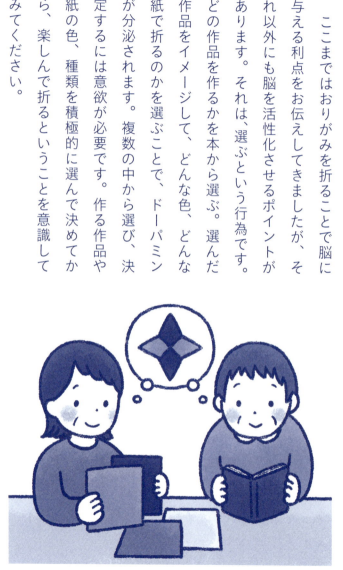

どの作品を作るか、どの色を使うかなど、複数の中から選択することだけでもドーパミンを分泌させる

もっと
脳に刺激を

脳に効くおりがみの3つのポイント

1 おりがみを毎日の習慣に

脳は休ませるよりも、使うことで活性化します。

毎日長時間取り組む必要はありませんが、脳の老化予防には毎日の習慣にすることがおすすめです。

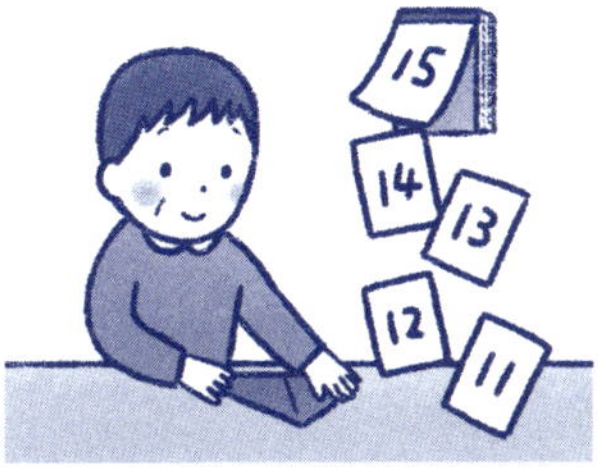

2 自分にあったレベルのものを

折る作品を選ぶときは、自分にあった難易度のものを選択することも大切です。

達成感を感じることが脳を刺激するのです。

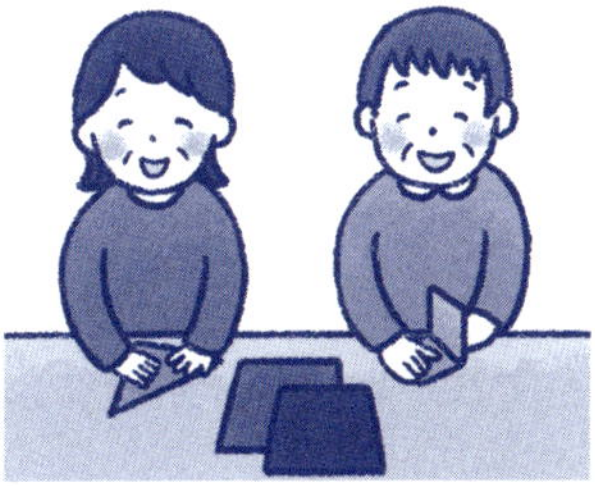

3 慣れてきたら工夫を

慣れてきたら、完成するまでの時間を記録しタイムアタックをしてみたり、工程を隠しながら折ってみるなど工夫をすることで、より脳に刺激を与えることができます。

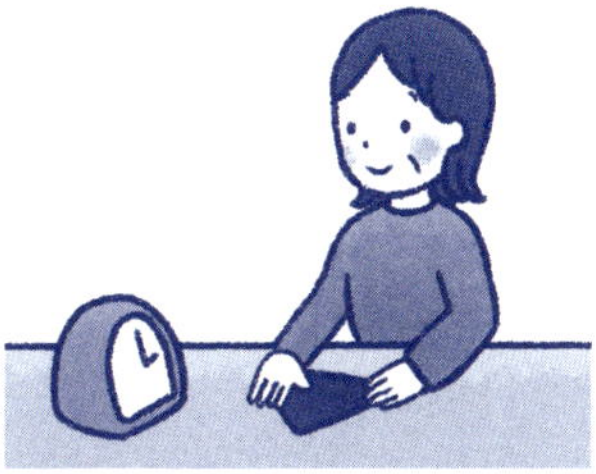

タイムアタックチャレンジ記録表

作品名	月／日	タイム	前回との差	おりがみの色や柄	作品の出来
例　ポピー	4月23日	10分30秒	＋ ⊖ 1分10秒	オレンジ（水玉）	◎
	月　日	分　秒	＋ －　分　秒		
	月　日	分　秒	＋ －　分　秒		
	月　日	分　秒	＋ －　分　秒		
	月　日	分　秒	＋ －　分　秒		
	月　日	分　秒	＋ －　分　秒		
	月　日	分　秒	＋ －　分　秒		
	月　日	分　秒	＋ －　分　秒		
	月　日	分　秒	＋ －　分　秒		
	月　日	分　秒	＋ －　分　秒		
	月　日	分　秒	＋ －　分　秒		

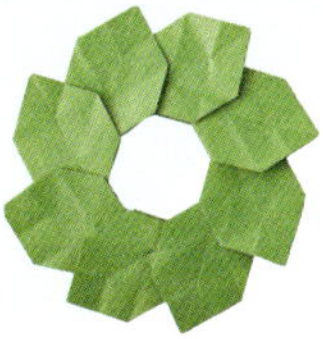
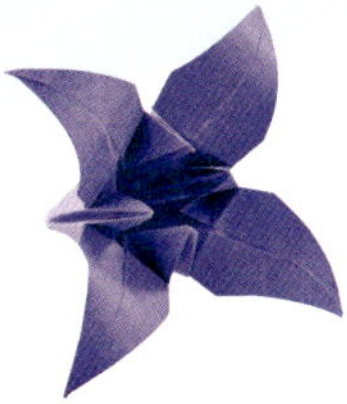
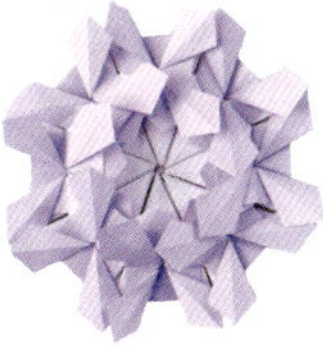

頭と指先を使って、脳を鍛えられるおりがみ。
ここから、実際に作品を折っていきましょう！
四季の花をテーマに
おりがみ作品を紹介しています。
「作ってみたい」「楽しそう」と
感じる花を選んで
チャレンジしてみてください。

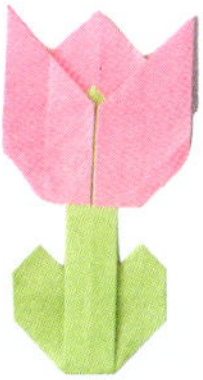
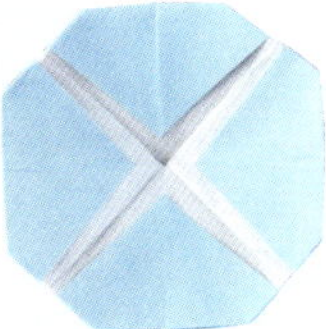
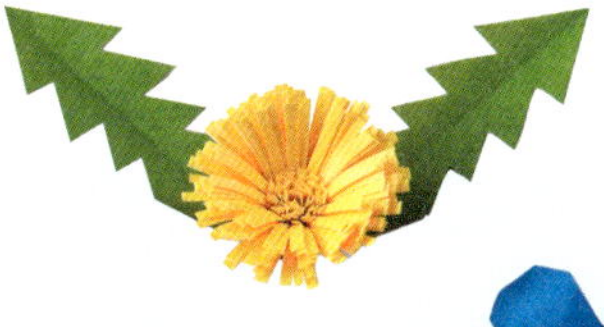
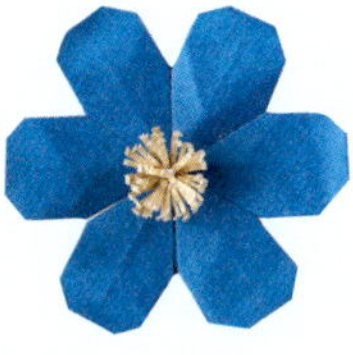
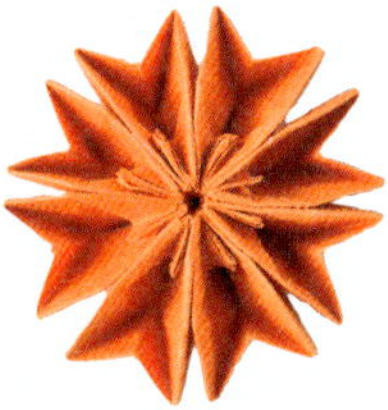
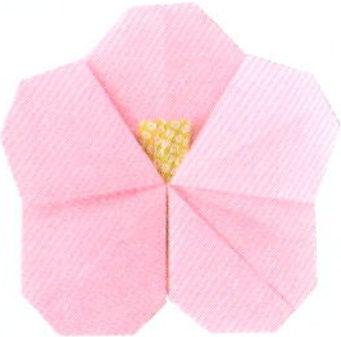
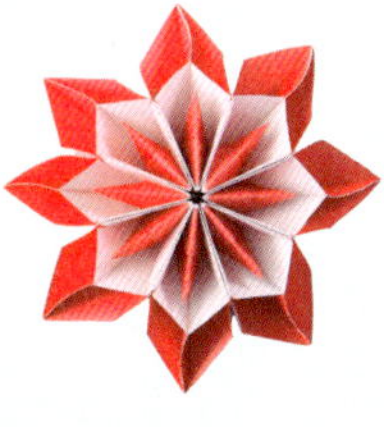

もくじ

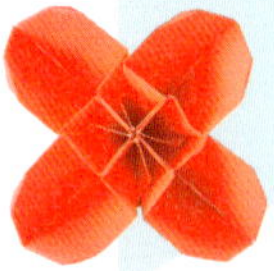
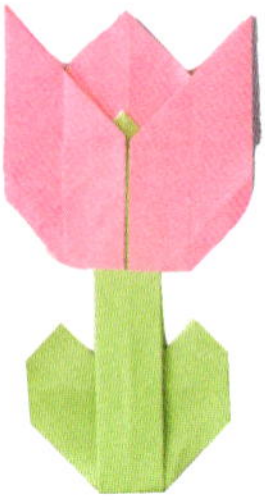

春の花

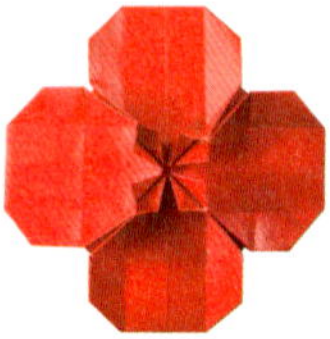
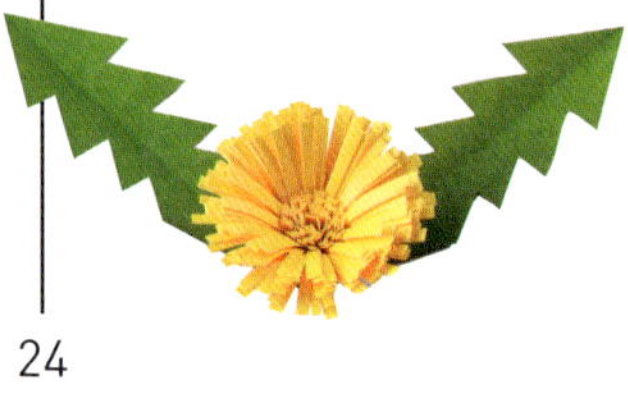

夏の花

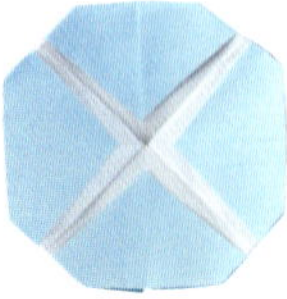
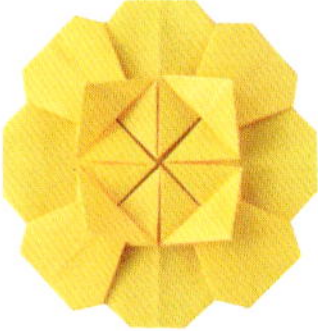

秋の花

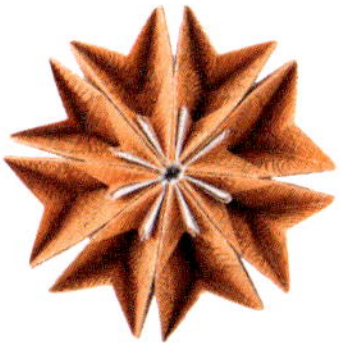

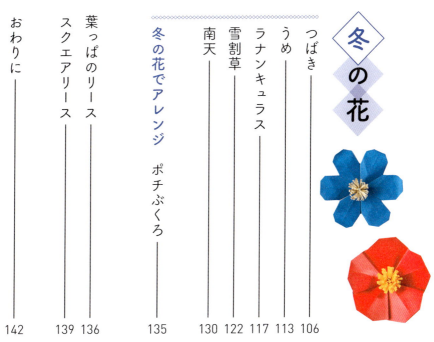

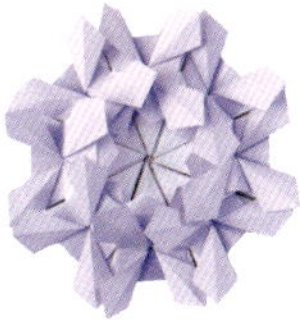

冬の花

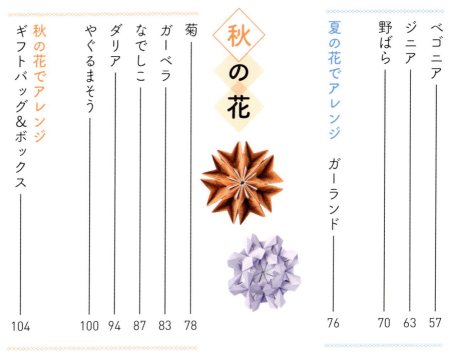

基本の折り方と記号

谷折り

折り目が、内がわにかくれるように折ります。

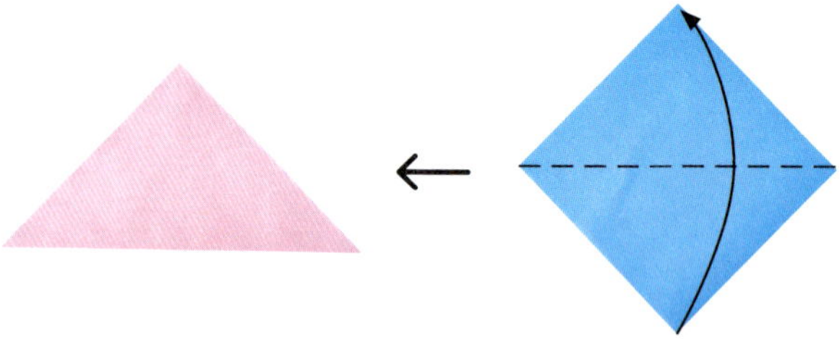

山折り

折り目が、外がわに出るように折ります。

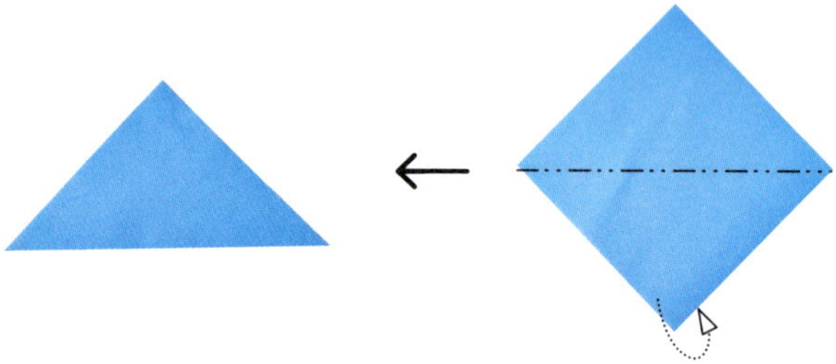

折りすじをつける

いちど折ったあとに、ひらいてもとにもどします。

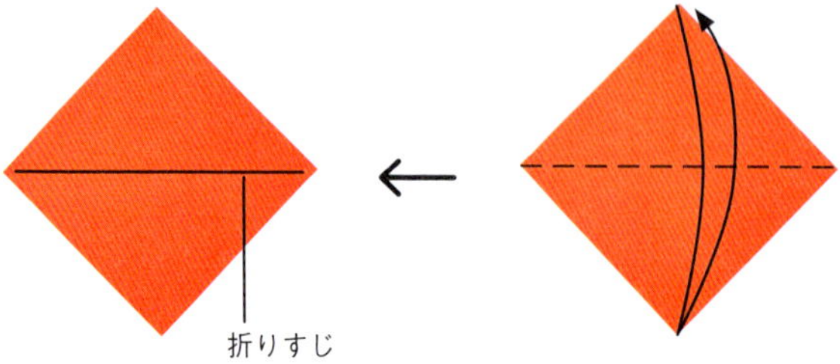

段折り

谷折りと山折りを、順に折ります。

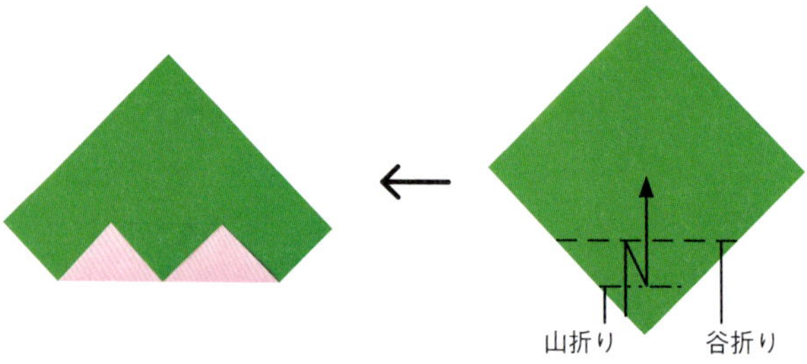

むきをかえる

おりがみの向きをかえます。

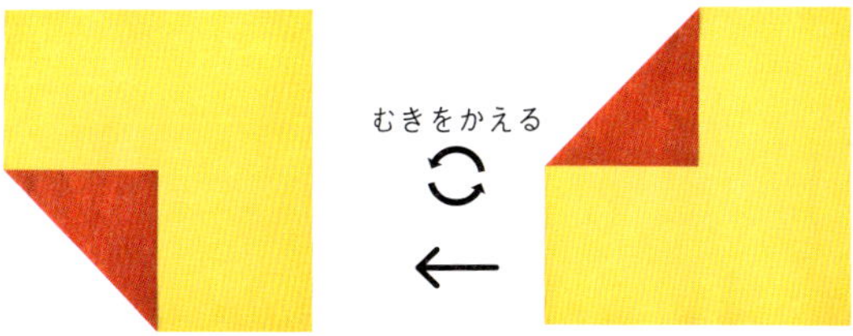

うらがえす

おりがみを、よこにうらがえします。

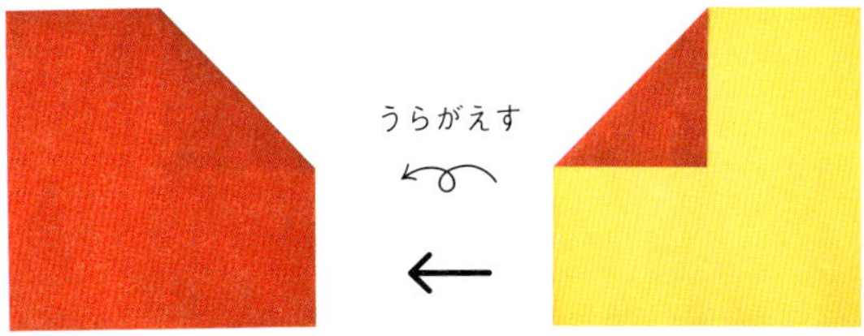

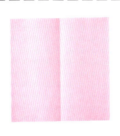

ひらく

折ったおりがみを、矢印のところからひらきます。

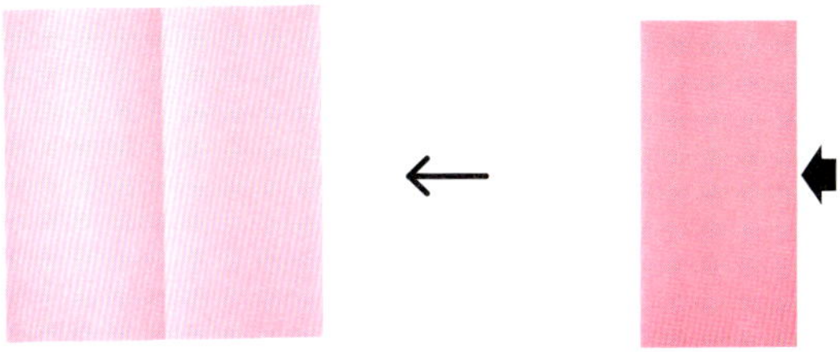

さしこむ

矢印のところへ、さしこみます。

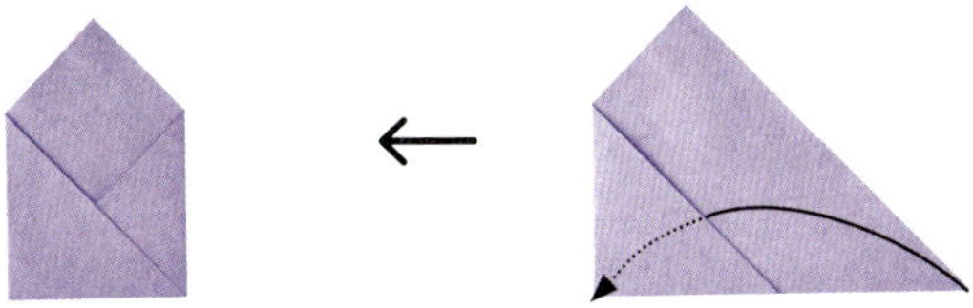

折りつぶす

袋の部分を開いてつぶしながら折ります。

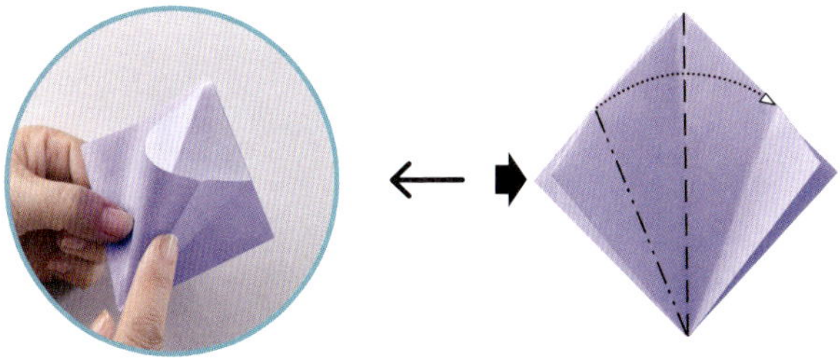

本書の見方

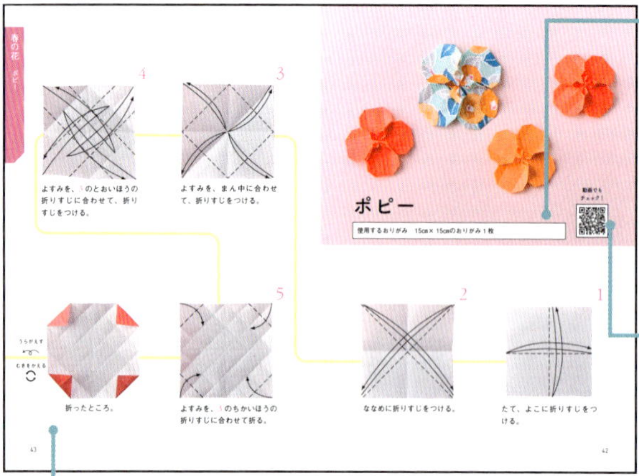

使用するおりがみ

使うおりがみの大きさと枚数です。

折り方の動画

一部、難易度が高めの作品は動画でも紹介しています。スマートフォンやタブレット端末で二次元コードを読み取ると見られます。

※紹介しているサイズよりも、小さいおりがみで折る作品も、見やすいよう15cm四方のおりがみで折っています。

折り方

折り方と折ったパーツの組み合わせ方を写真で紹介しています。

※紹介しているサイズよりも、小さいおりがみで折る作品も、見やすいよう15cm四方のおりがみで折っている場合があります。

使う道具

はさみ

おりがみを切るときに使います。

接着剤・テープ

おりがみをはり合わせるときに使います。

ピンセット

細長いおりがみを、まくときなどに使います。

竹ぐし

おりがみをカールさせるときなどに使います。

春の花

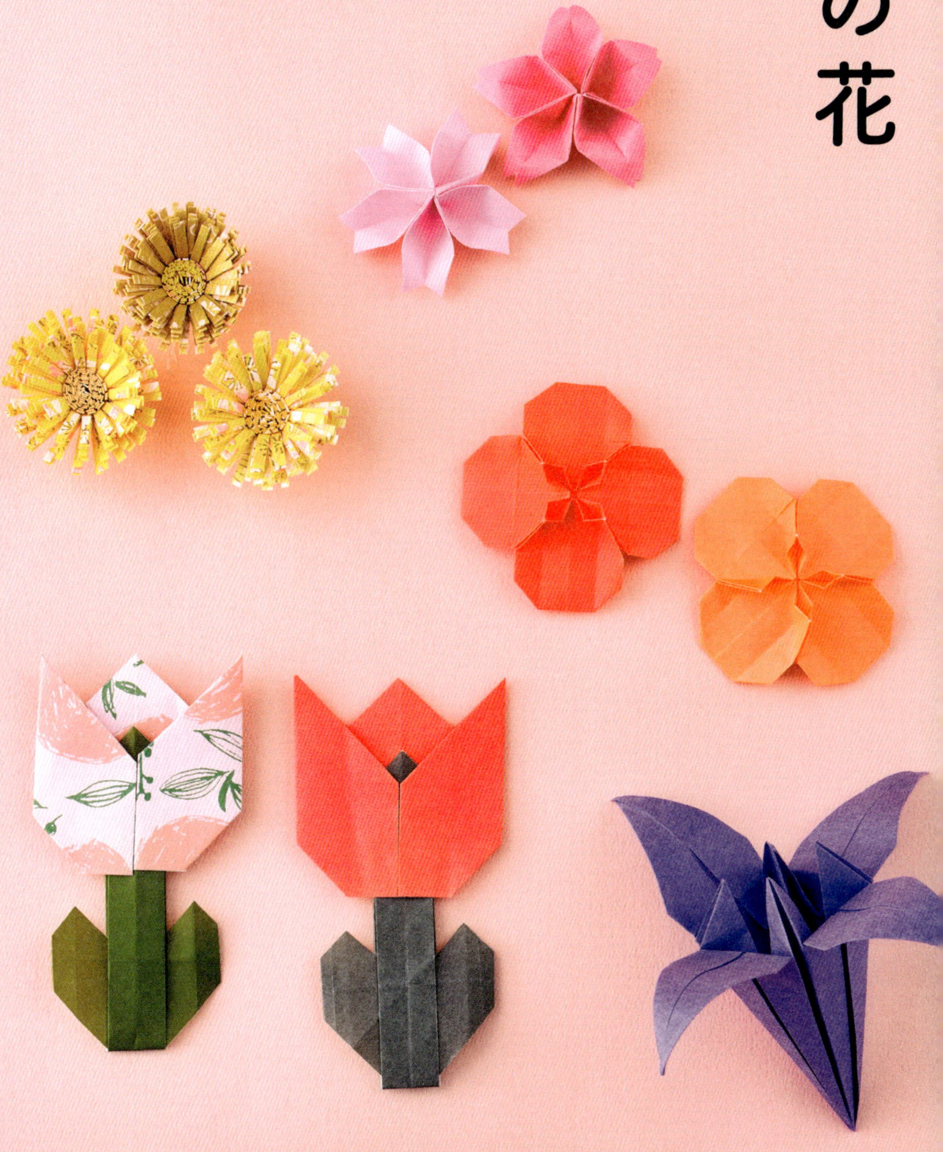

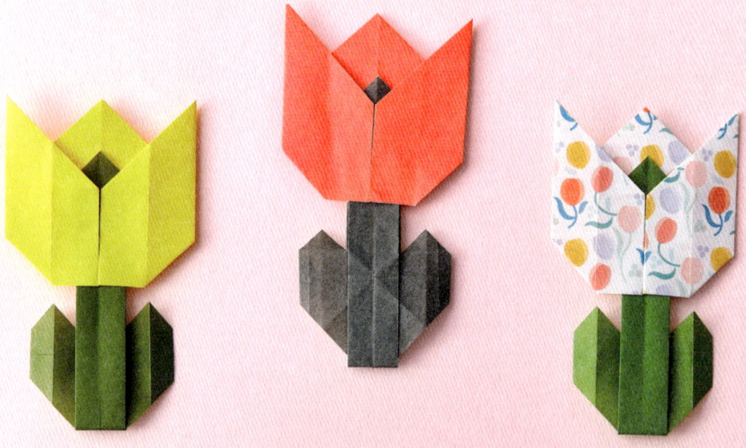

チューリップ

使用するおりがみ　花　15㎝× 5㎝のおりがみ１枚
　　　　　　　　　茎　7.5㎝× 7.5㎝のおりがみ１枚

花

1

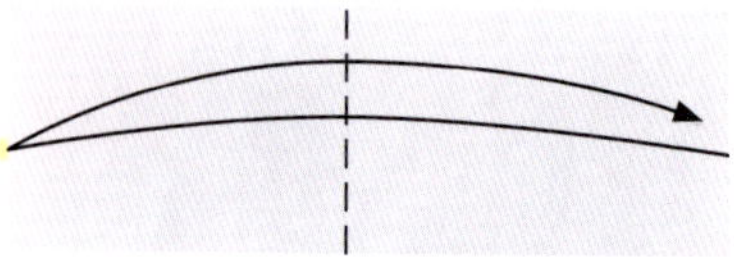

半分に折りすじをつける。

2

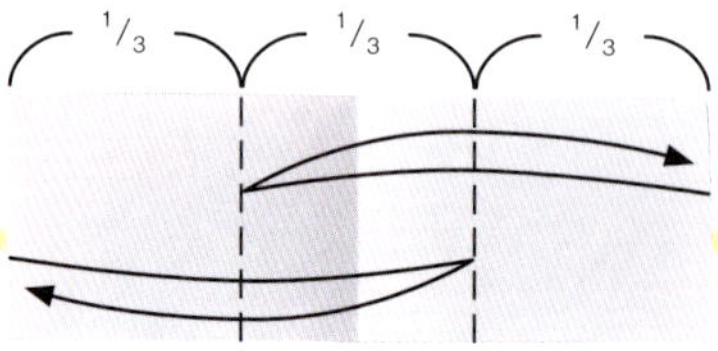

たて３分の１に折りすじをつける。

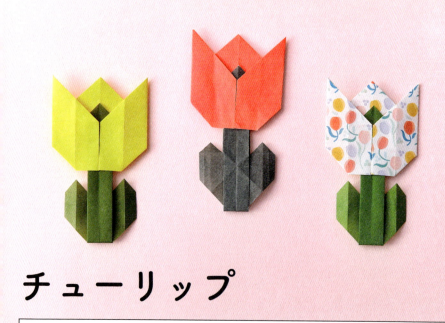

3

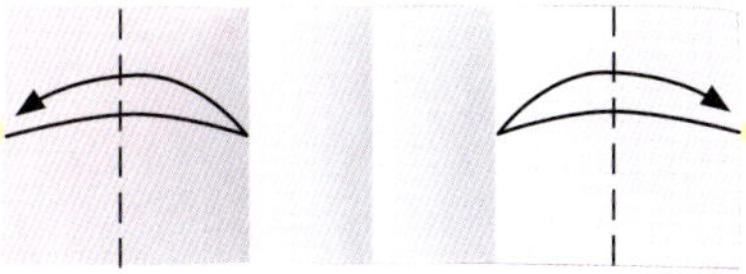

左右の辺を、2の折りすじに合わせて、折りすじをつける。

4

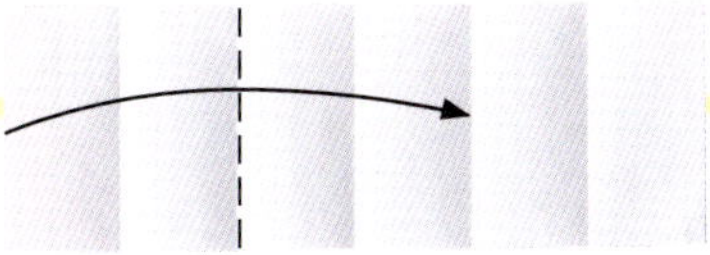

左の辺を3分の1で折る。

5

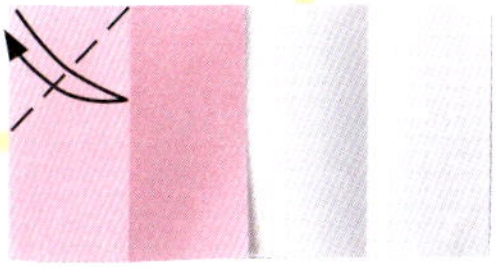

左上に、ななめに折りすじをつける。

6

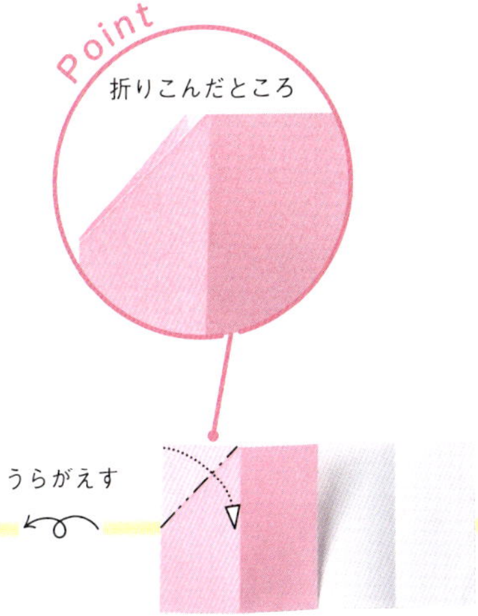
Point
折りこんだところ
うらがえす

左上の角を、内がわへ折りこむ。

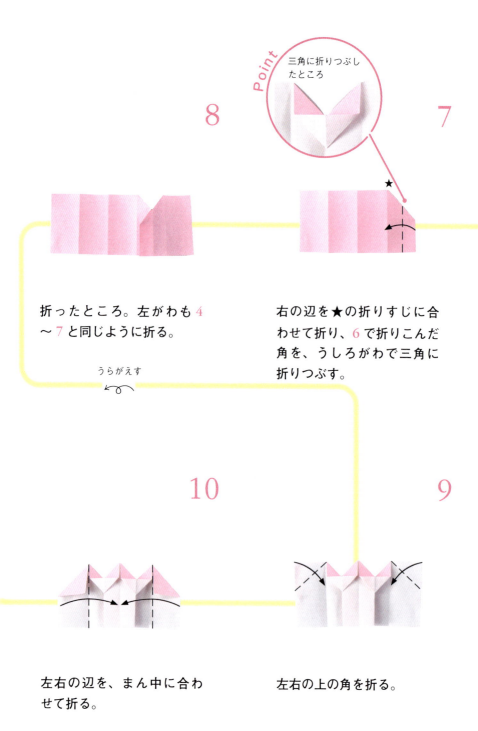

7

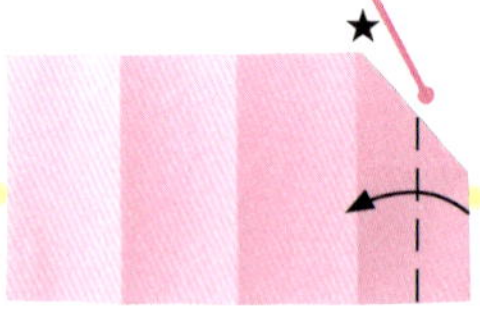

右の辺を★の折りすじに合わせて折り、6 で折りこんだ角を、うしろがわで三角に折りつぶす。

8

折ったところ。左がわも 4 〜 7 と同じように折る。

うらがえす

9

左右の上の角を折る。

10

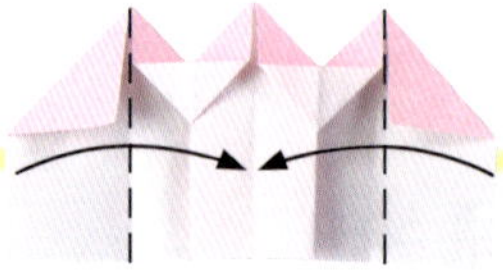

左右の辺を、まん中に合わせて折る。

11

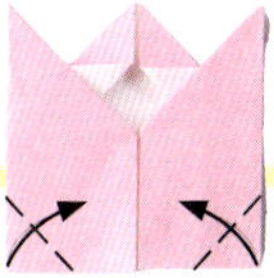

左右の下の角を少し折る。

うらがえす

12

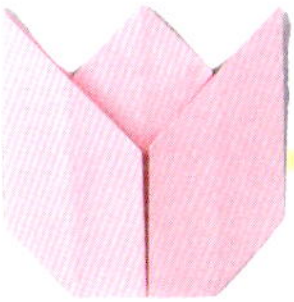

「花」の完成。

茎

13

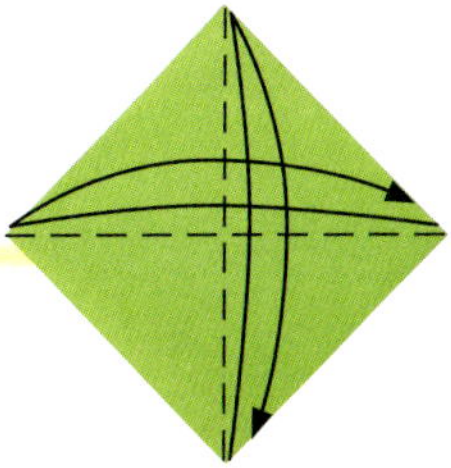

たて、よこに折りすじをつける。

14

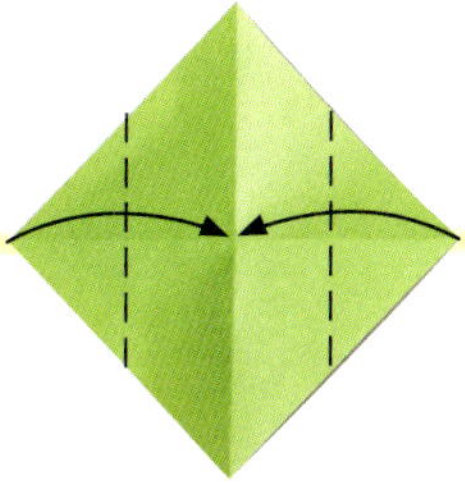

左右の角を、まん中に合わせて折る。

15

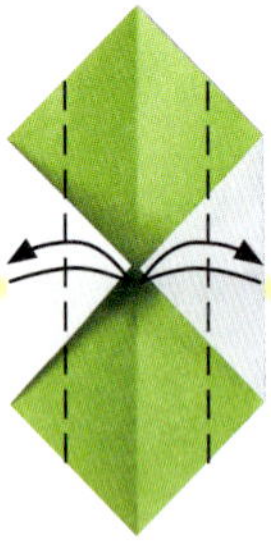

左右の辺を、まん中に合わせて、折りすじをつける。おりがみを広げる。

広げたところ。

うらがえす

16

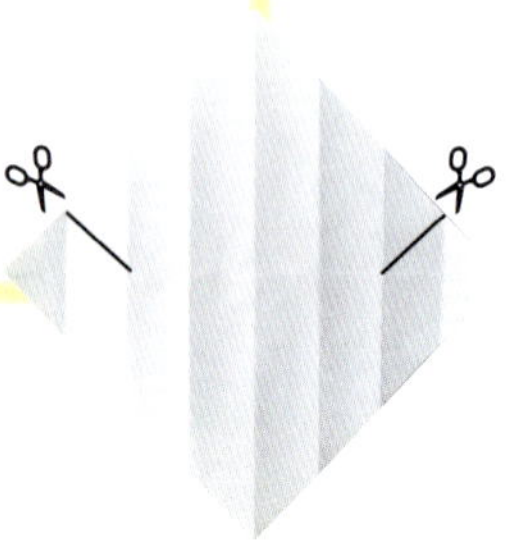

図のところの２か所に、切りこみを入れる。

17

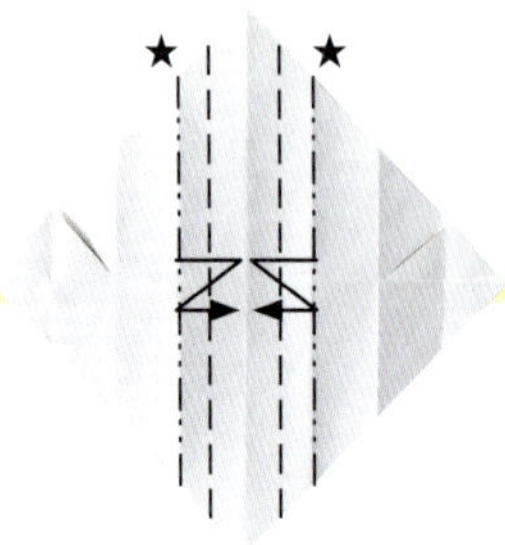

左右の★の折りすじを山折りにして、まん中に合わせて段折りにする。

18

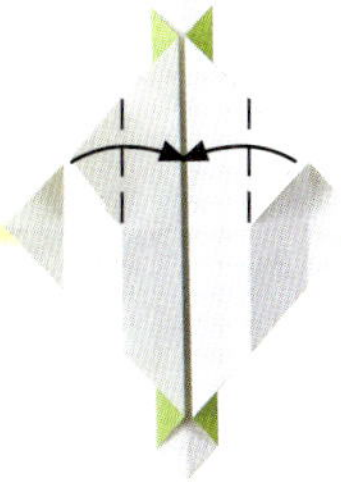

16の切りこみの角を、まん中に合わせて折る。

19

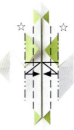

左右の☆の折りすじを山折りにして、まん中に合わせて段折りにする。

20

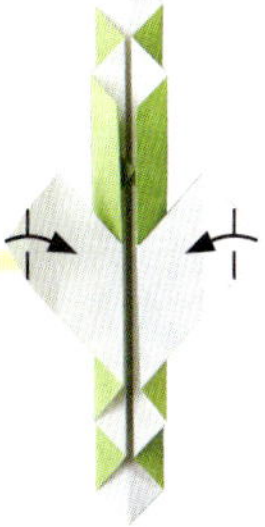

左右の角を少し折る。

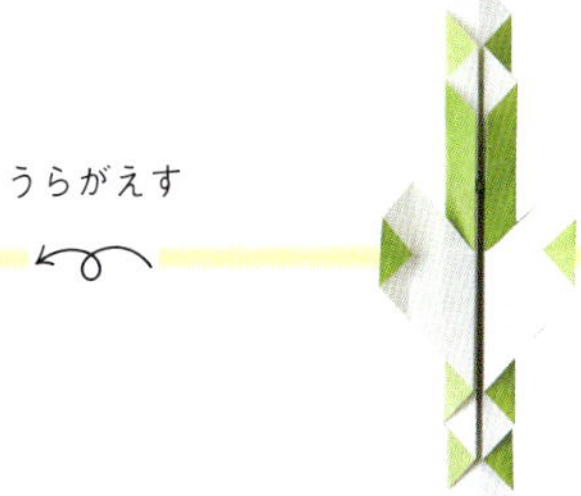

折ったところ。

21

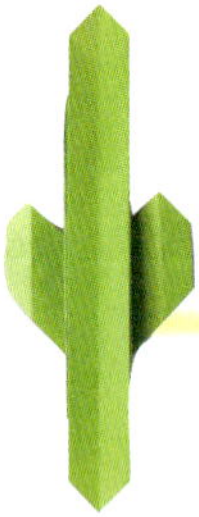

「茎」の完成。

22

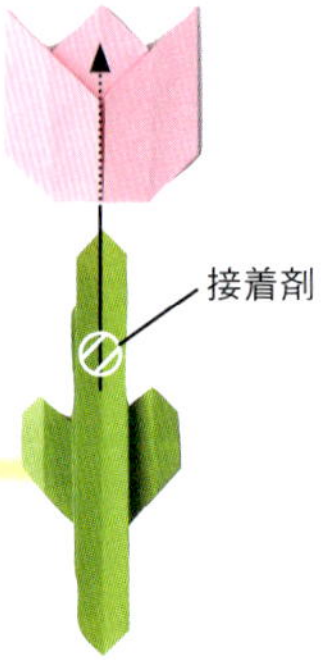

「茎」に接着剤をぬり、「花」のすきまにさしこむ。

23

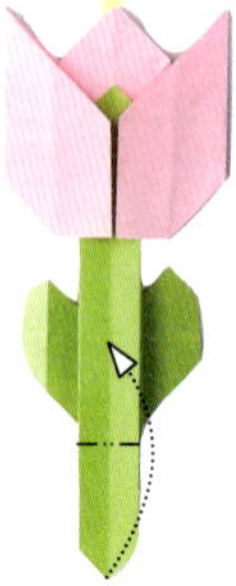

「茎」の先をうしろに折る。

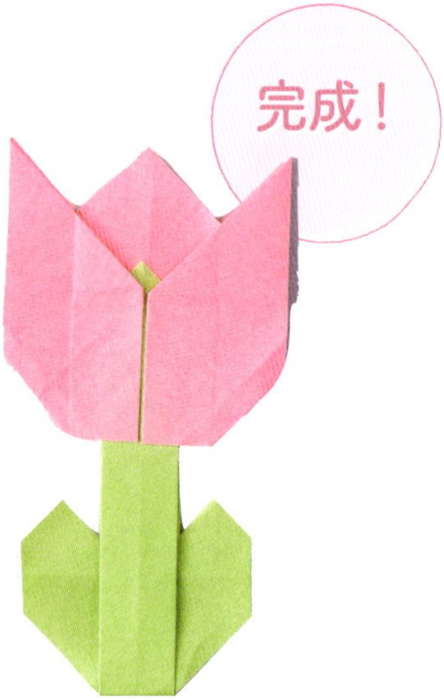

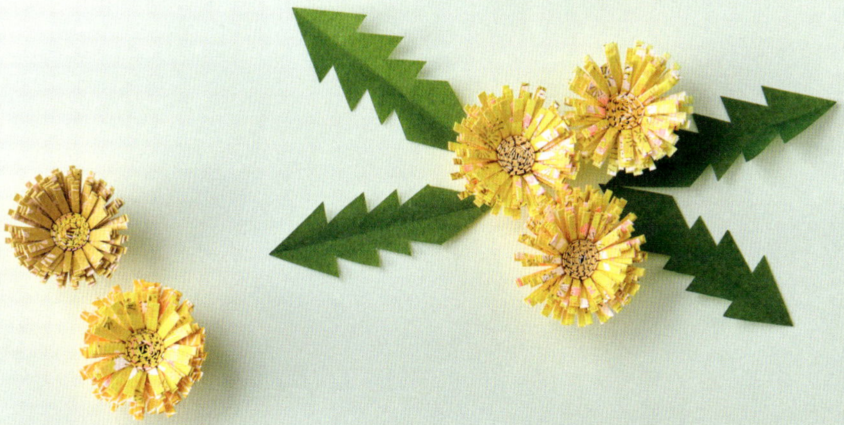

たんぽぽ

使用するおりがみ
花　A：2cm× 15cmのおりがみ 1 枚
　　B：4cm× 15cmのおりがみ 2 枚
葉　3cm× 7.5cmのおりがみ 2 枚

花

1

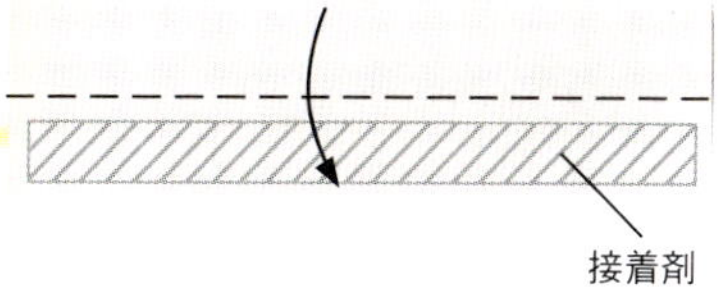

A、B をそれぞれ半分に折って、接着剤ではり合わせる。

2

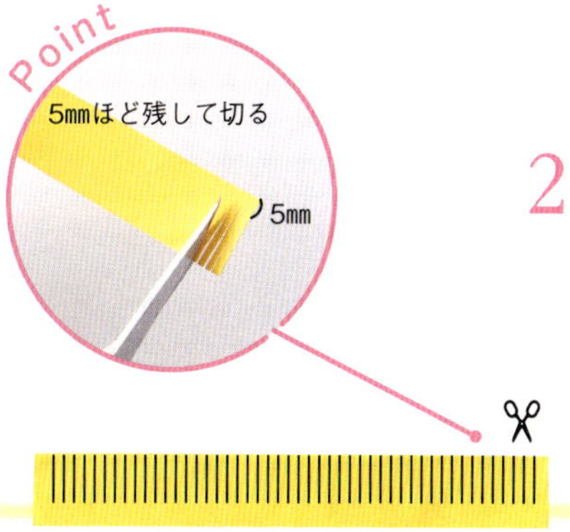

A、B に、1 ～ 2mm幅で切りこみを入れる。このとき、1 で折ったがわを切る。

3

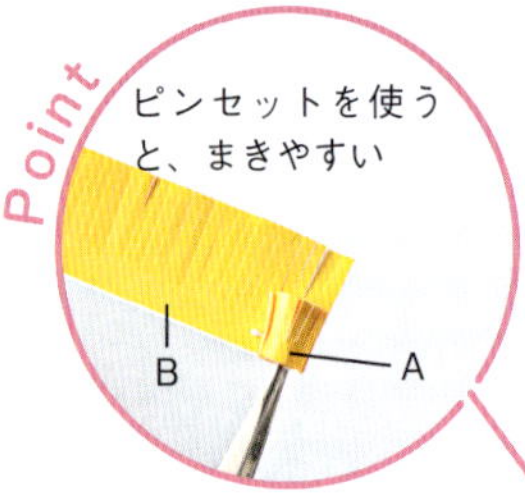
Point
ピンセットを使うと、まきやすい
B
A

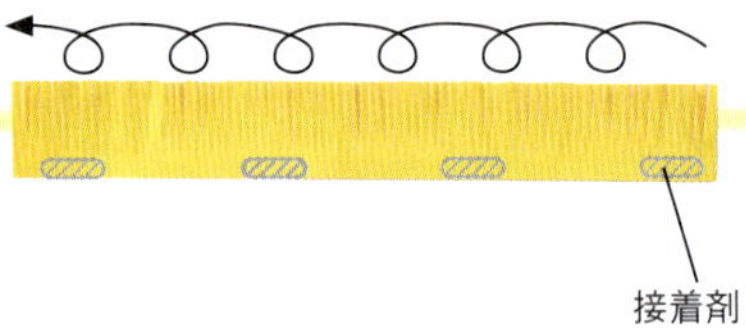
接着剤

ところどころに接着剤をぬり、A→B→Bを、順にかさねてまく。

4

Point
ねもとをもって、
Bをカールさせる

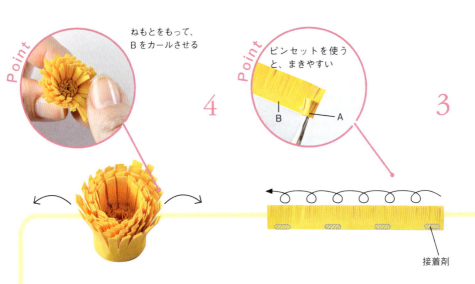

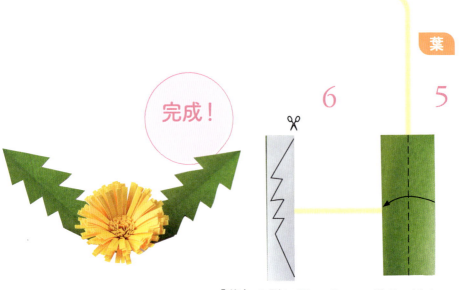

Bの上を外がわに広げるようにして、ゆびでカールさせる。「花」の完成。

葉

5

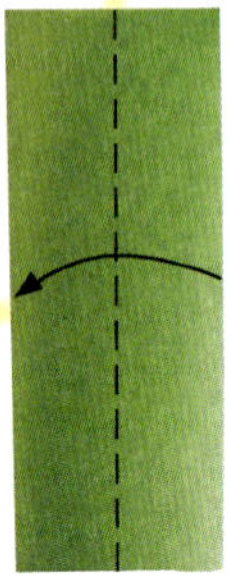

半分に折る。

6

「葉」の形に切って、広げる。「葉」の完成。同じものを2個作る。

完成！

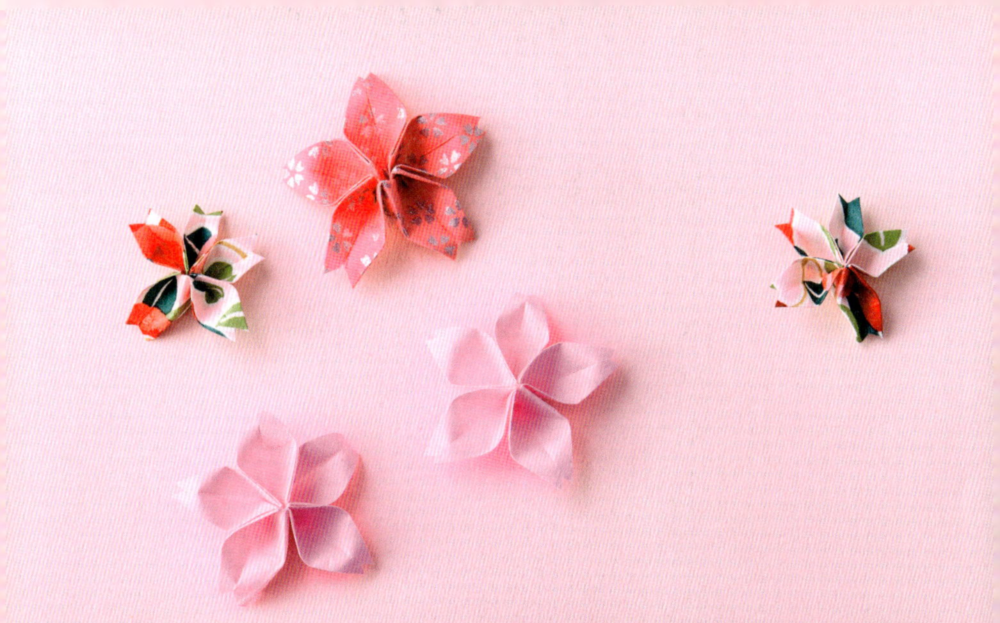

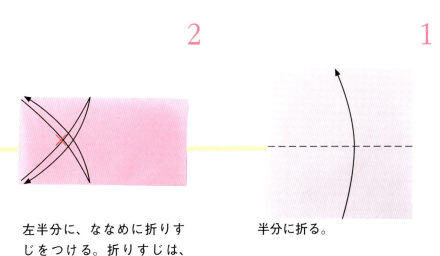

さくら

使用するおりがみ　7.5㎝× 7.5㎝のおりがみ１枚

動画でも
チェック！

1

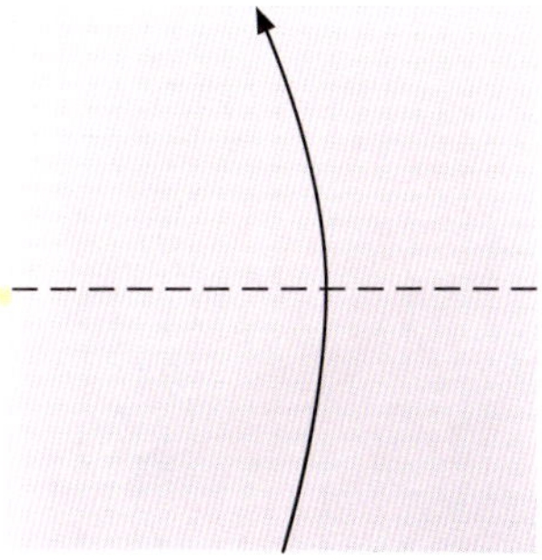

半分に折る。

2

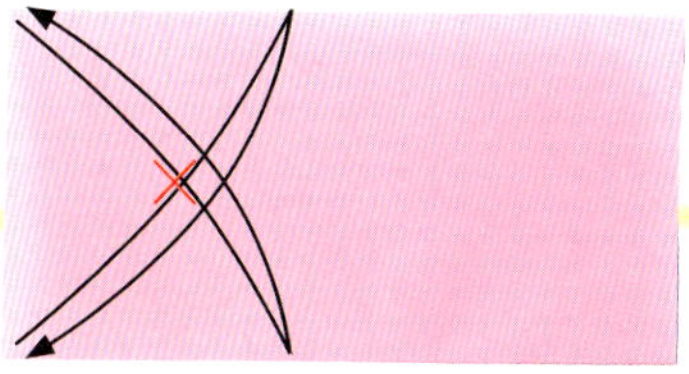

左半分に、ななめに折りすじをつける。折りすじは、まん中あたりにだけつける。

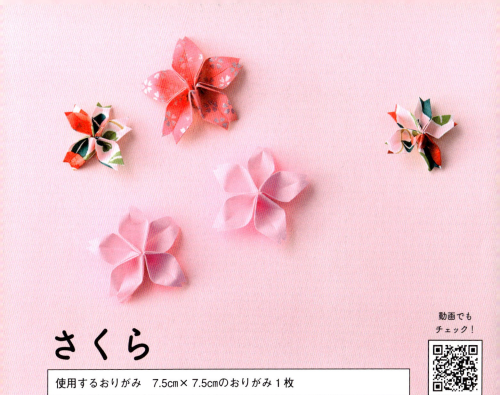

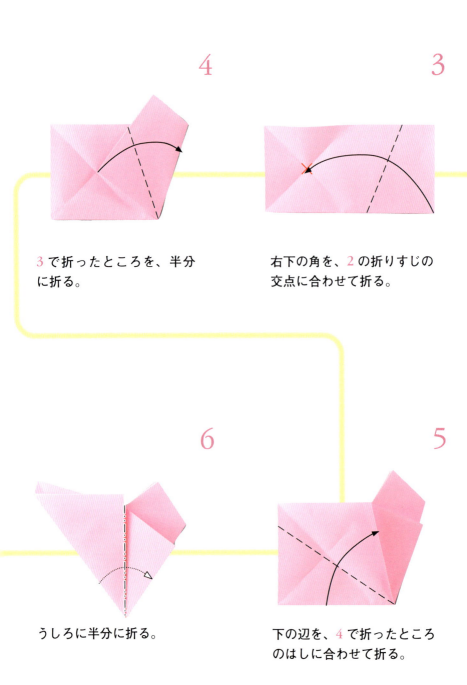

3

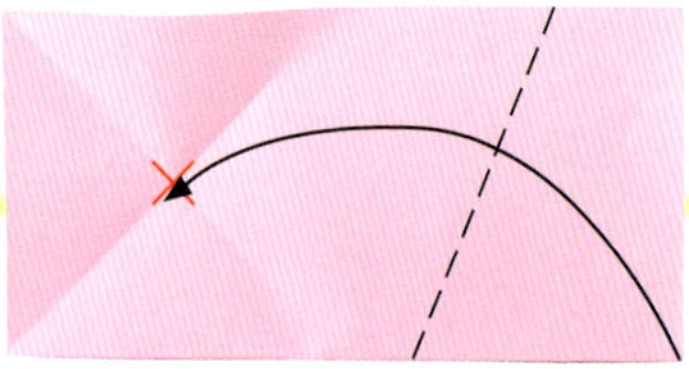

右下の角を、2 の折りすじの
交点に合わせて折る。

4

3 で折ったところを、半分
に折る。

5

下の辺を、4 で折ったところ
のはしに合わせて折る。

6

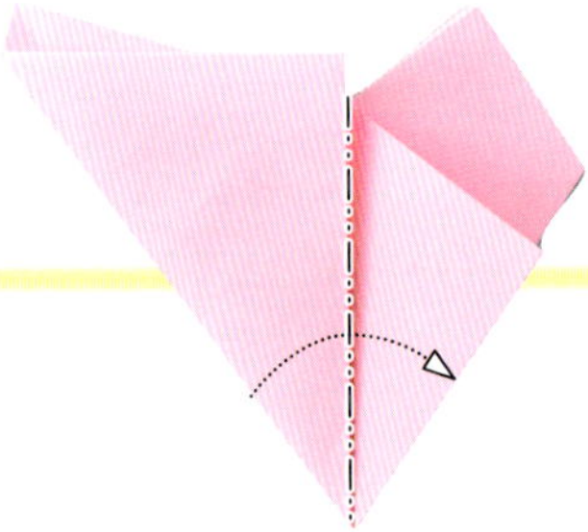

うしろに半分に折る。

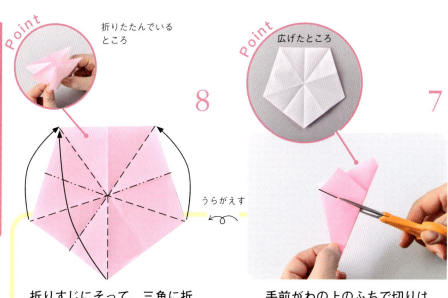

7

手前がわの上のふちで切りはなして、おりがみを広げる。

うらがえす

8

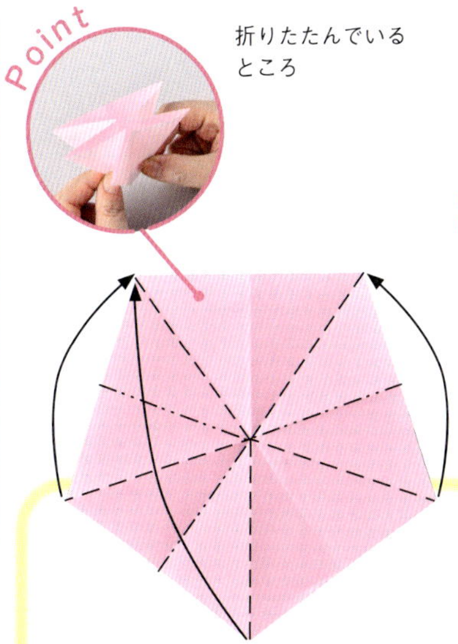

折りすじにそって、三角に折りたたむ。折りすじを、きつめにつけると折りやすい。

9

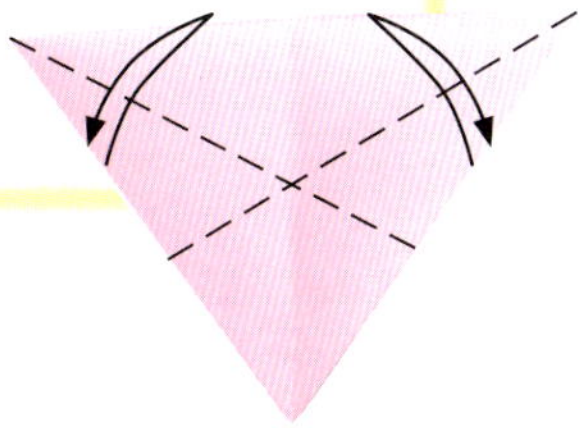

左右の下の辺を、上の辺に合わせて、折りすじをつける。

10

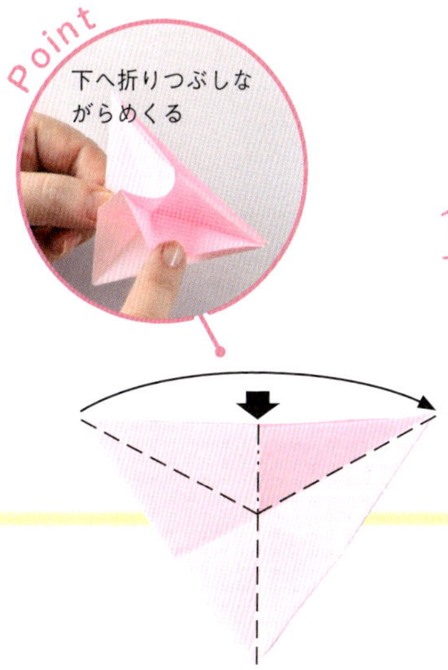

手前がわの1枚のまん中を折りつぶしながら、右へめくる。5か所とも同じ。

11

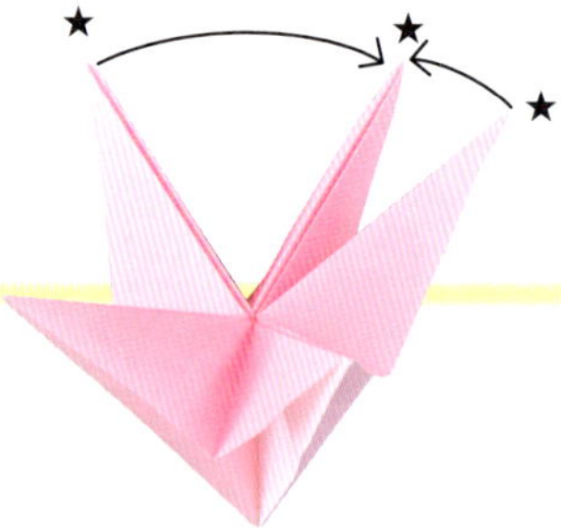

3か所の★を、1か所にまとめる。

12

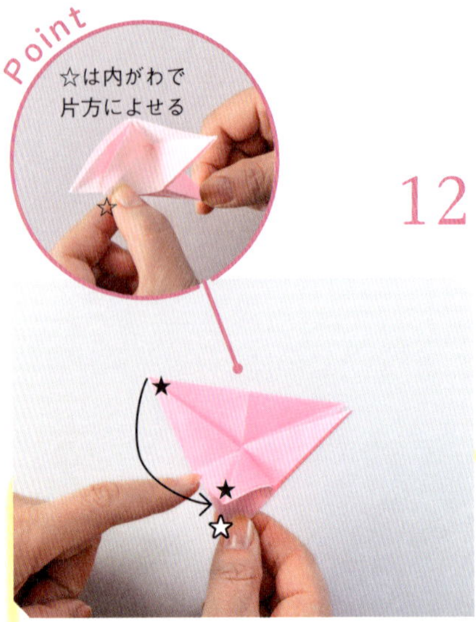

2か所の★を、1か所にまとめる。

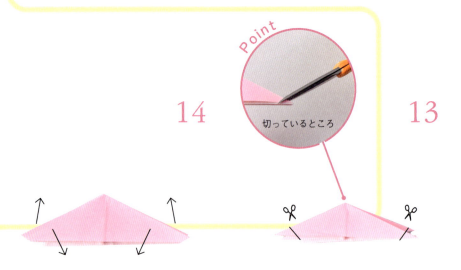

13

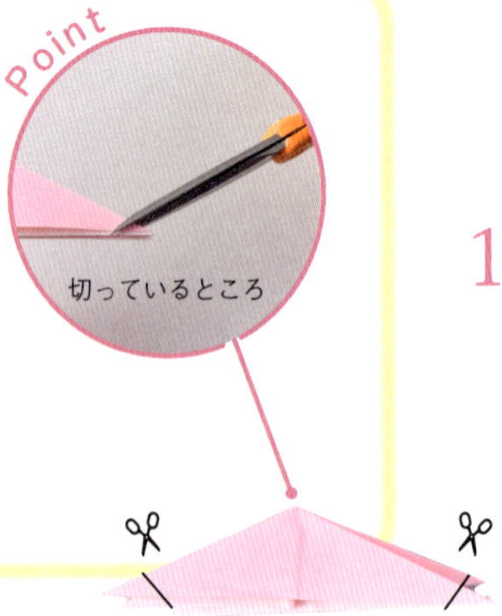

三角の先をななめに切る。5か所とも同じ。

14

5枚ある花びらを、5方向に広げる。

15

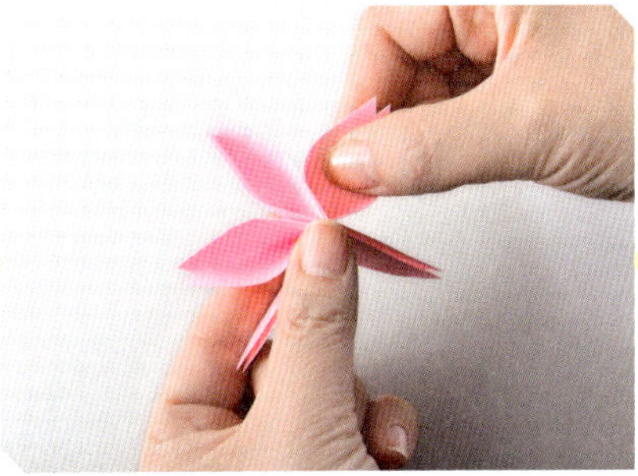

花びらのすきまを、ゆびかピンセットでふくらませる。

16

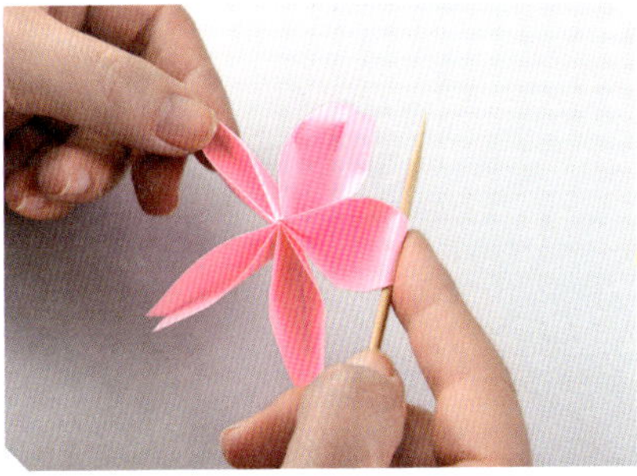

先を竹ぐしなどで、カールさせる。

完成！

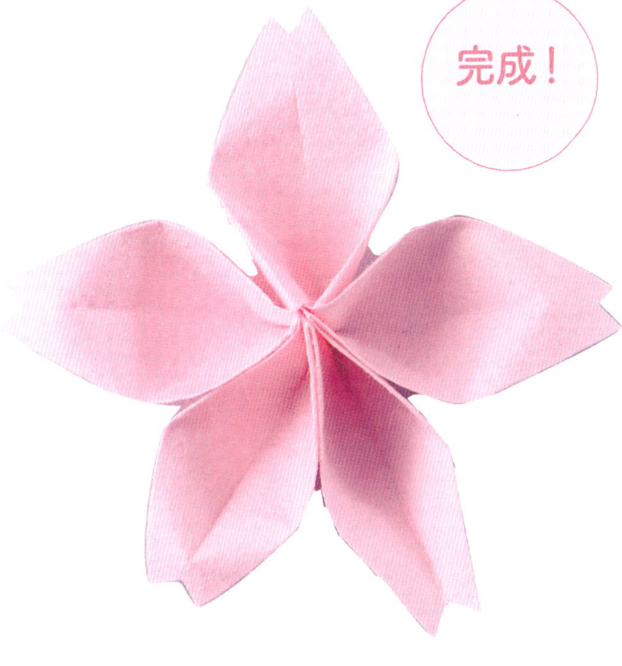

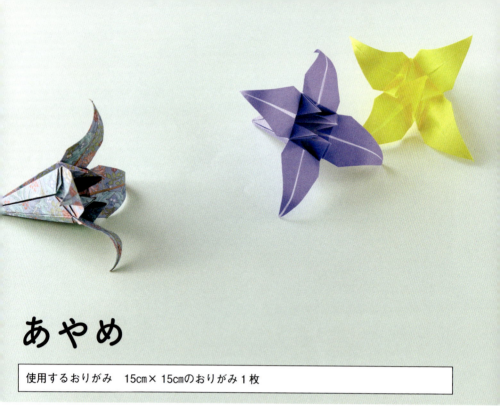

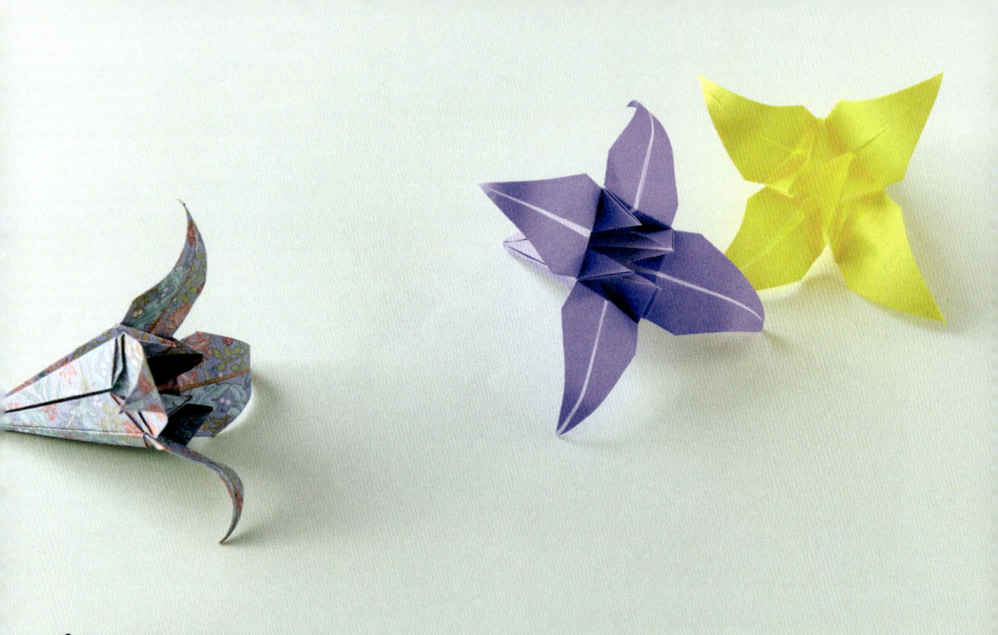

あやめ

使用するおりがみ　15cm× 15cmのおりがみ１枚

1

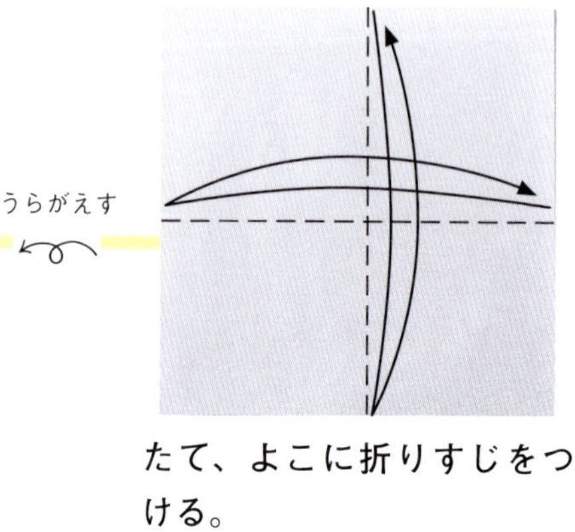

たて、よこに折りすじをつける。

2

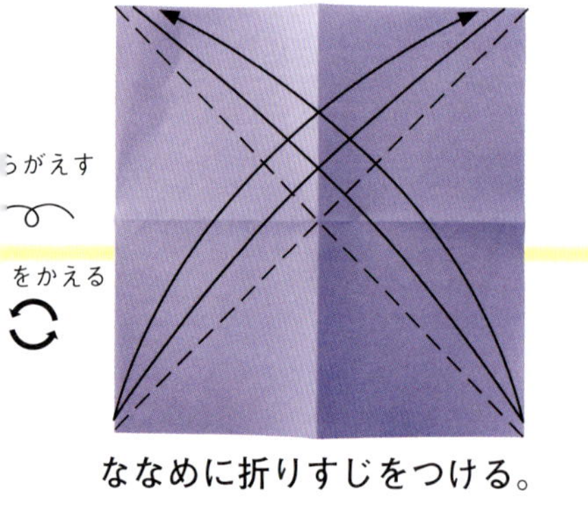

ななめに折りすじをつける。

3

Point
折りたたんでいるところ

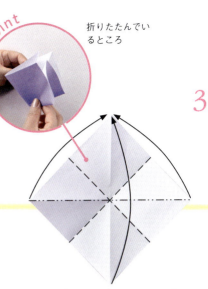

折りすじにそって、四角に折りたたむ。

4

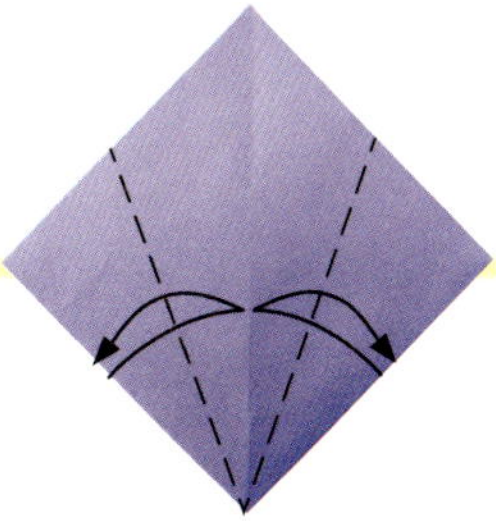

手前がわの左右の下の辺を、まん中に合わせて、折りすじをつける。うしろがわも同じ。

5

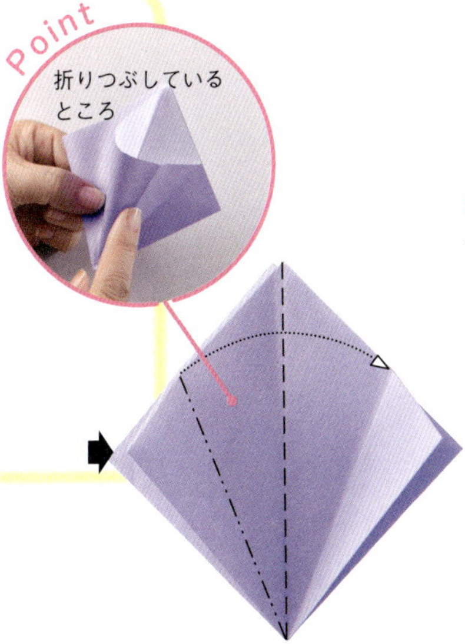
Point
折りつぶしているところ

手前がわの左の角を、折りつぶす。4か所とも同じ。

6

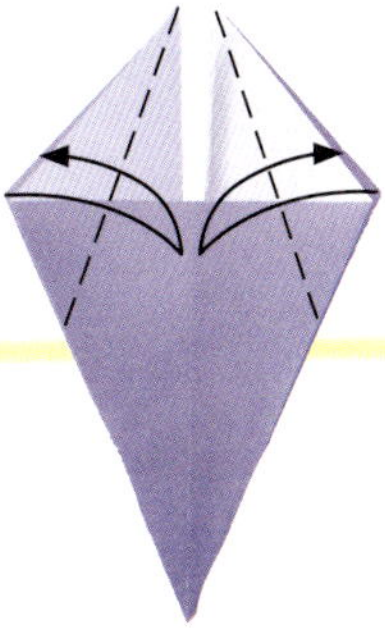

手前がわの左右の上の辺を、まん中に合わせて、折りすじをつける。うしろがわも同じ。

7

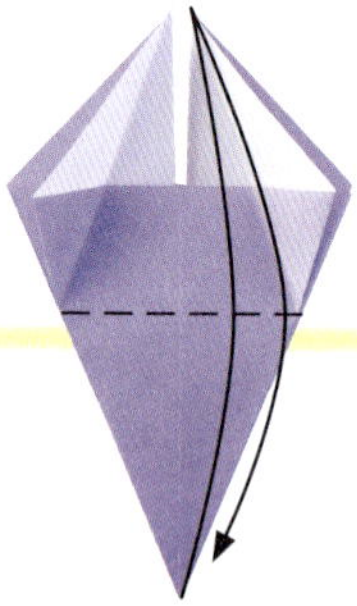

上下の角を合わせて、折りすじをつける。4か所とも、6、7と同じように、折りすじをつける。

8

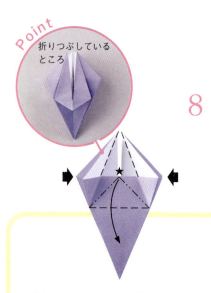

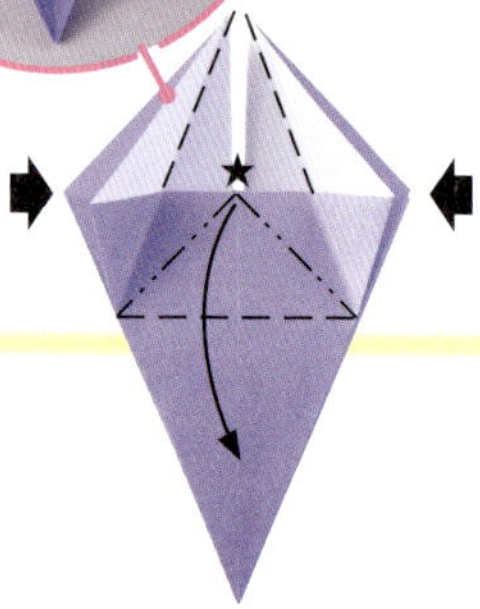

手前がわの★を折りさげ、左右の角をまん中に合わせて、折りつぶす。4か所とも同じ。

9

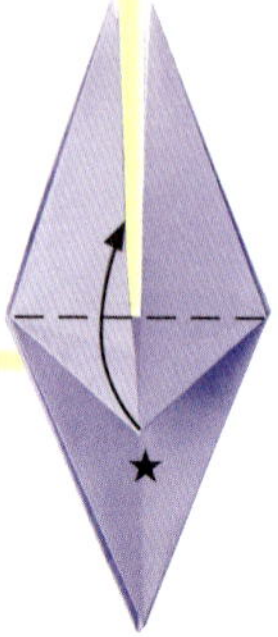

★の角を折りあげる。4か所とも同じ。

10

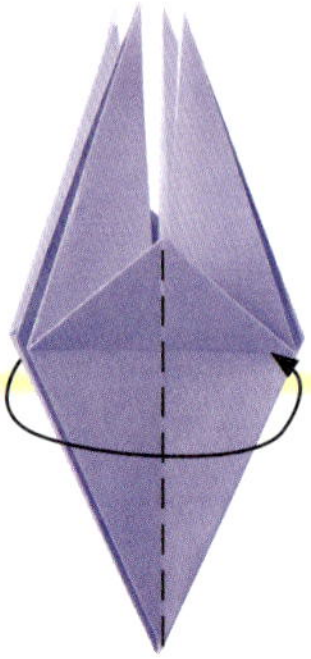

手前がわの1枚を、まん中で折る。うしろがわも同じ。

11

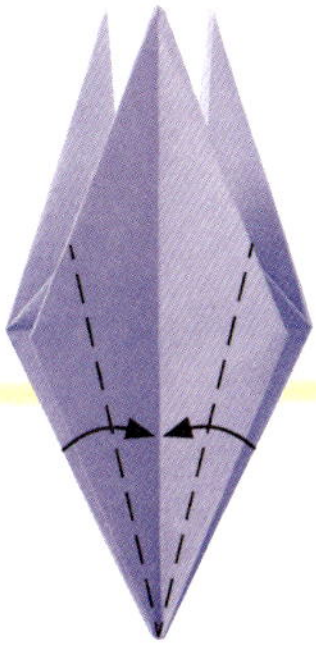

手前がわの左右の下の辺を、まん中に合わせて折る。4か所とも同じ。

12

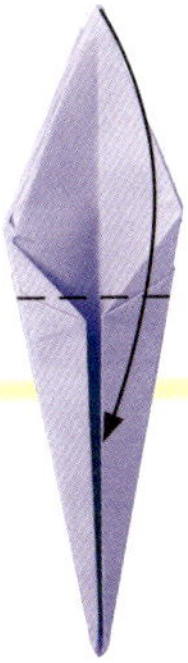

上の角を折りさげる。4か所とも同じ。

13

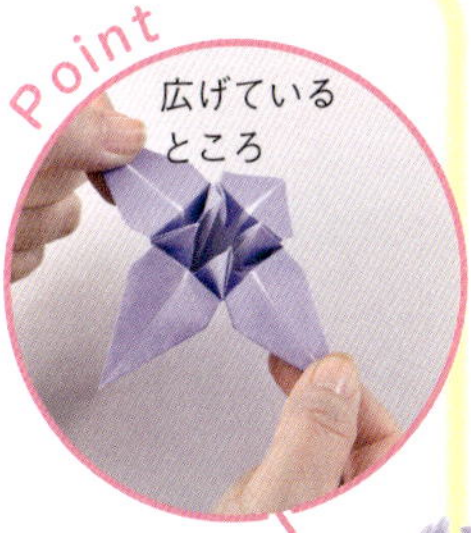
Point
広げているところ

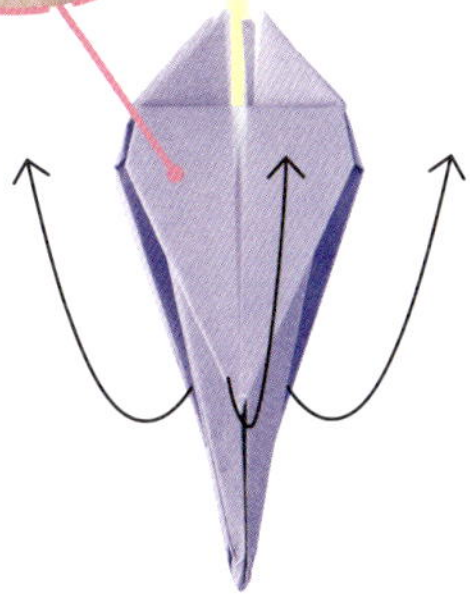

4か所の角を広げて、竹ぐしなどでカールさせる。

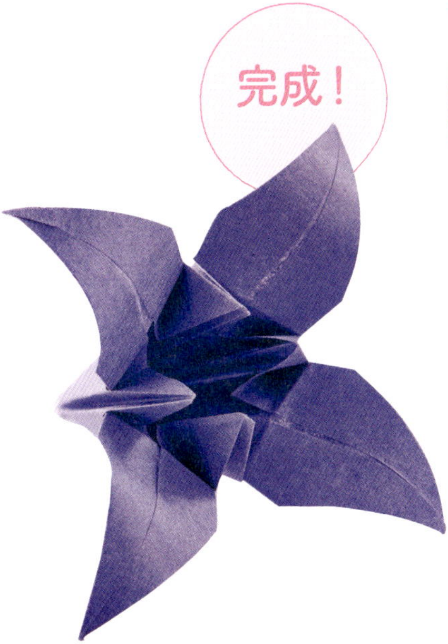
完成！

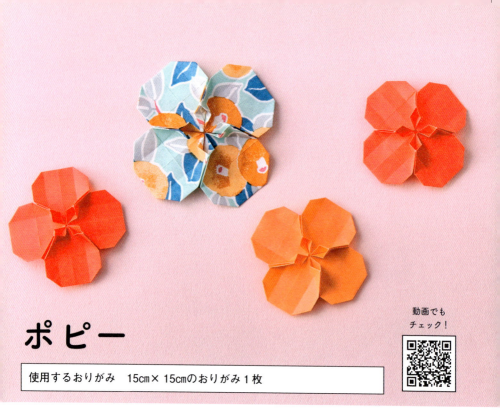

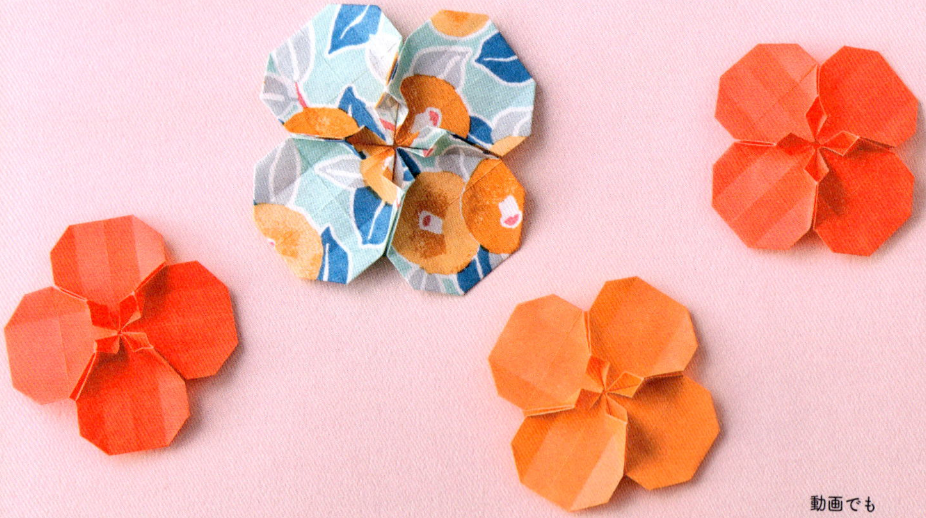

動画でも
チェック！

ポピー

使用するおりがみ　15cm×15cmのおりがみ1枚

1

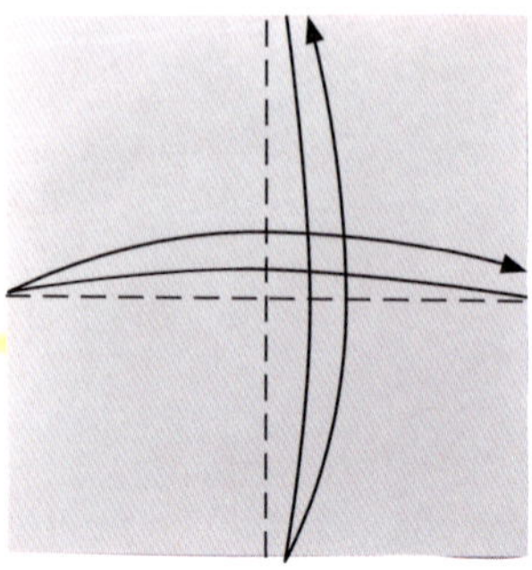

たて、よこに折りすじをつける。

2

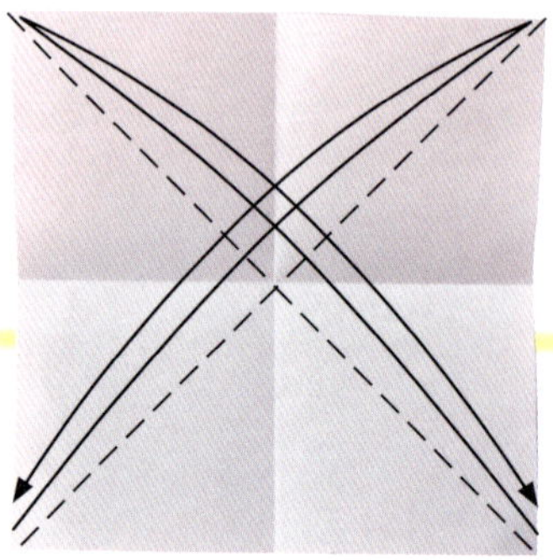

ななめに折りすじをつける。

3

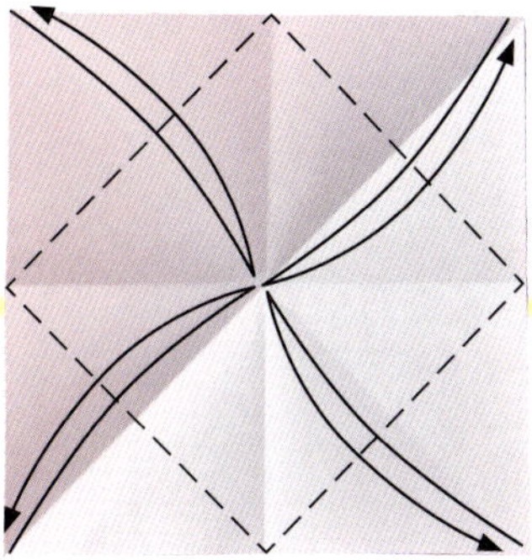

よすみを、まん中に合わせて、折りすじをつける。

4

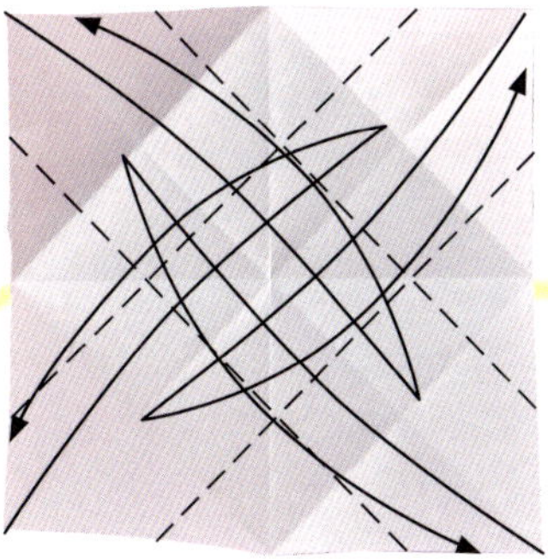

よすみを、3のとおいほうの折りすじに合わせて、折りすじをつける。

5

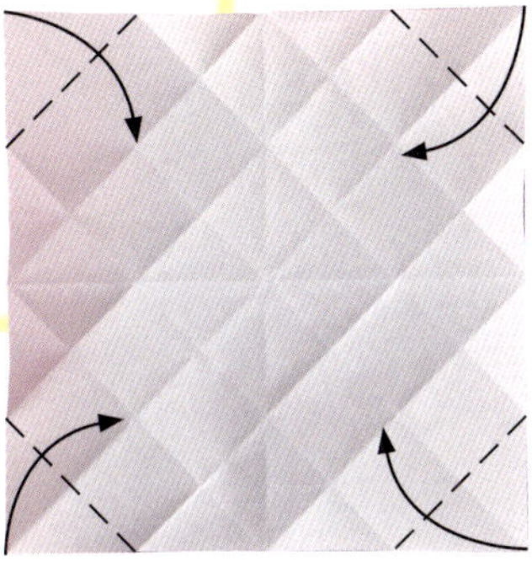

よすみを、3のちかいほうの折りすじに合わせて折る。

うらがえす

むきをかえる

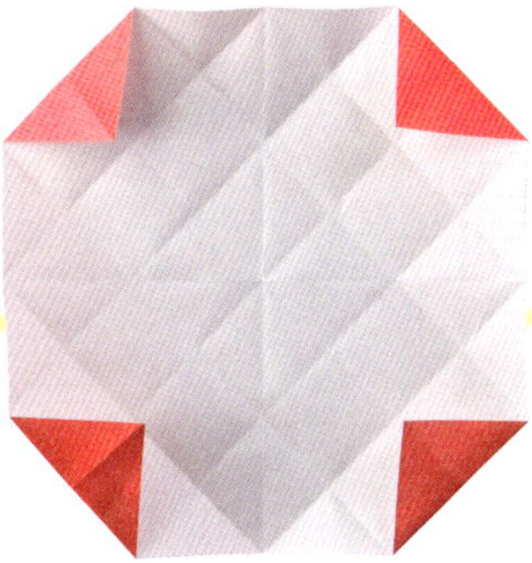

折ったところ。

6

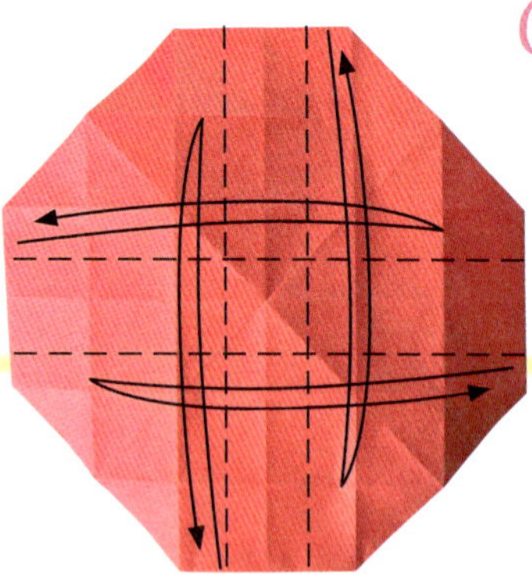

4つの辺を、いちばん外がわの折りすじに合わせて、折りすじをつける。

7

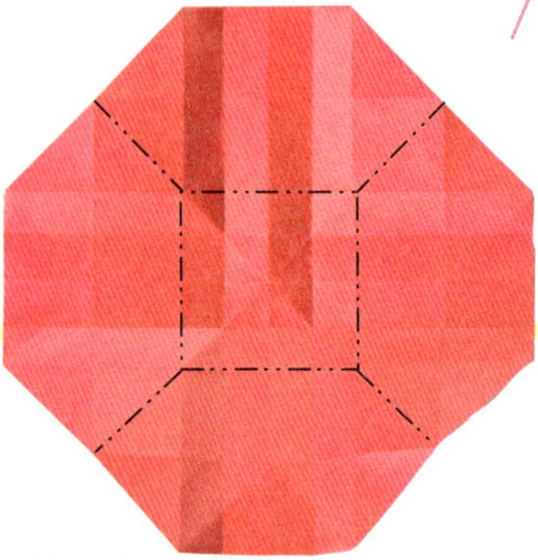

折りすじにそって、まん中の四角を立ちあげる。

8

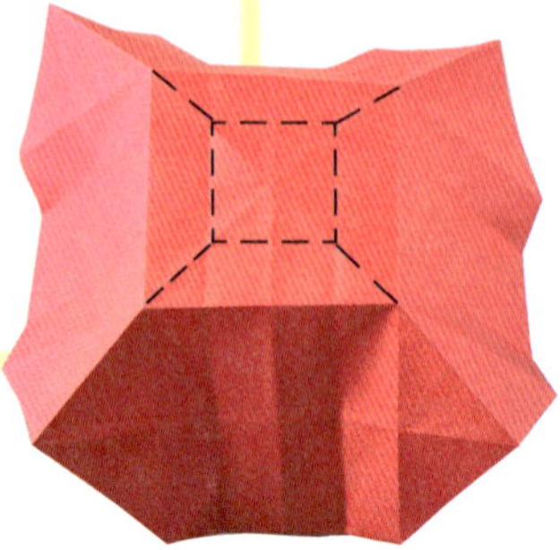

折りすじにそって、まん中の四角をくぼませる。

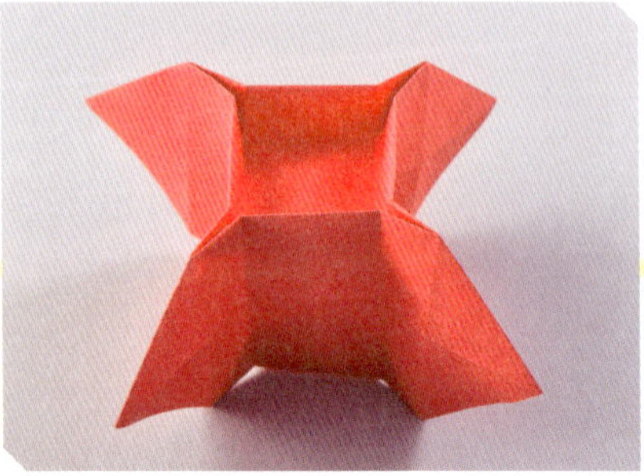

くぼませたところ。

9

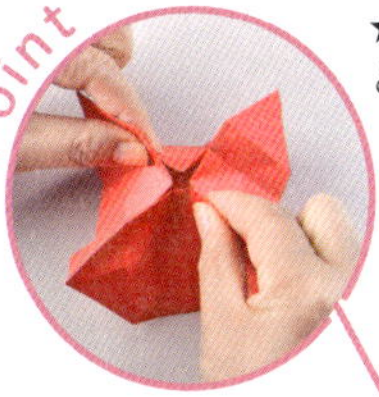

★をあつめている
ところ

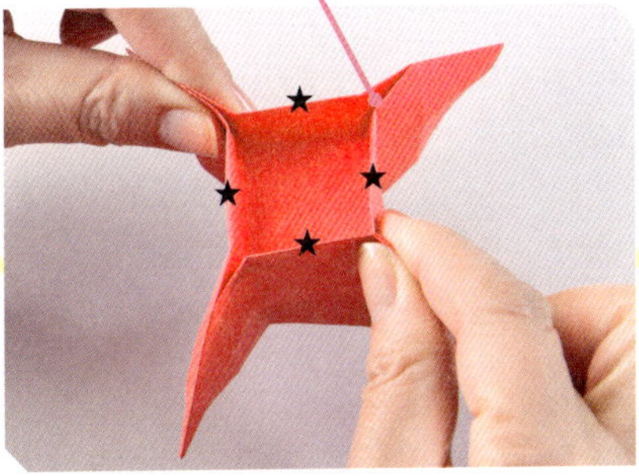

角をつまみ、★をまん中に
あつめるように折る。

10

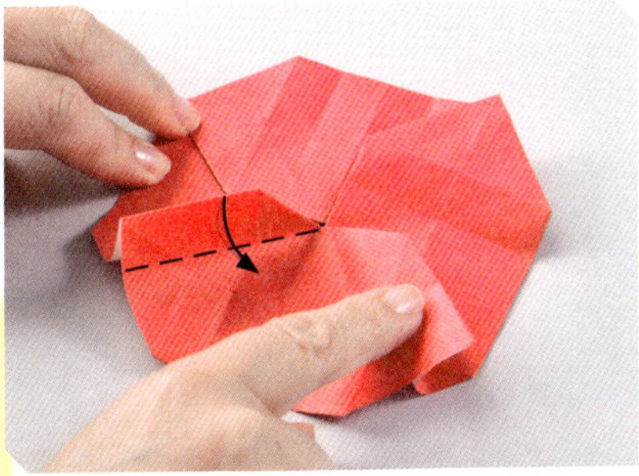

立ちあがったところを、反
時計まわりに折る。

11

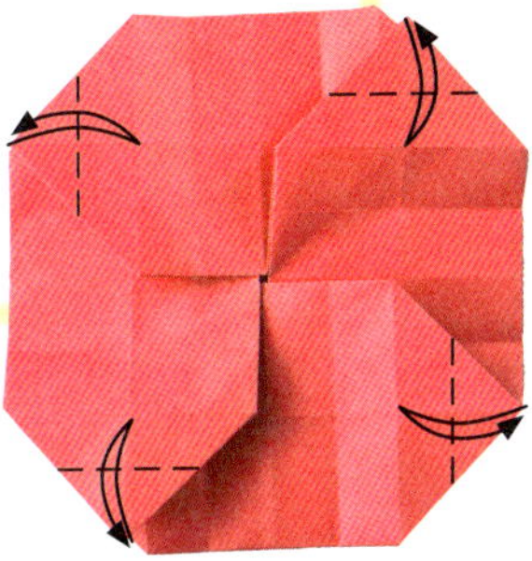

手前がわに出ている三角の
ところに、折りすじをつけ
る。

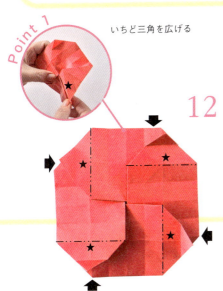

12

いちど三角を広げる

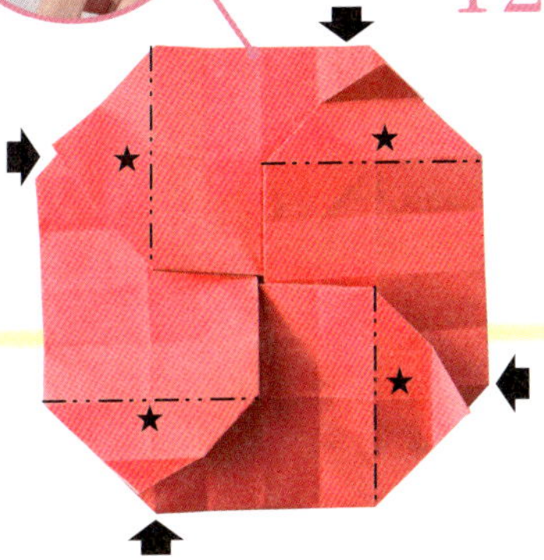

★の三角のところを、内が
わへ折りこむ。4か所とも同
じ。

Point 2

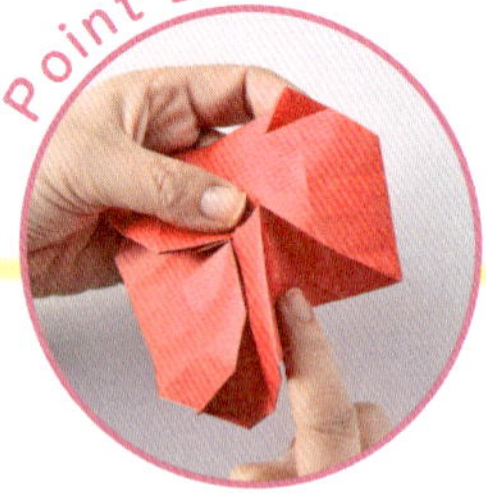

★を折りすじにそって、内がわに折りこむ。

Point 3

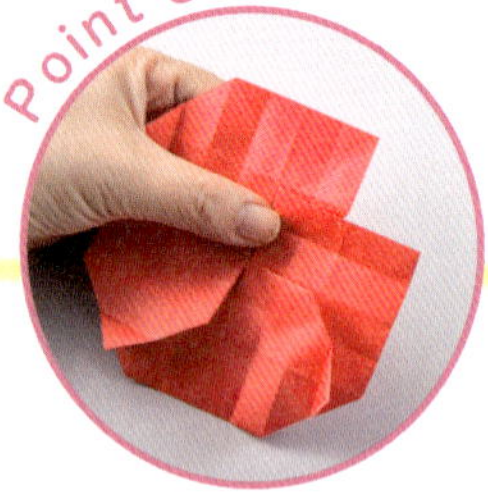

折ったところ。

Point 4

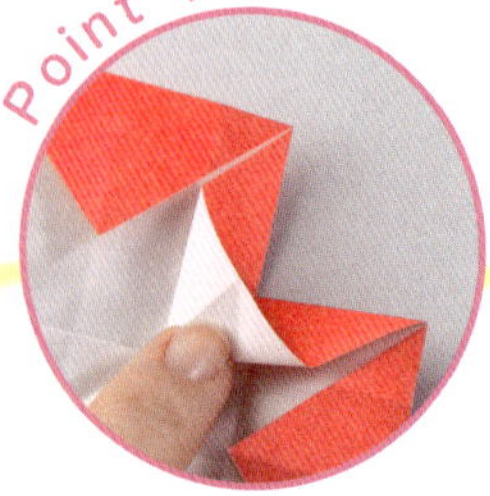

うらは三角に折りつぶす。

うらがえす

13

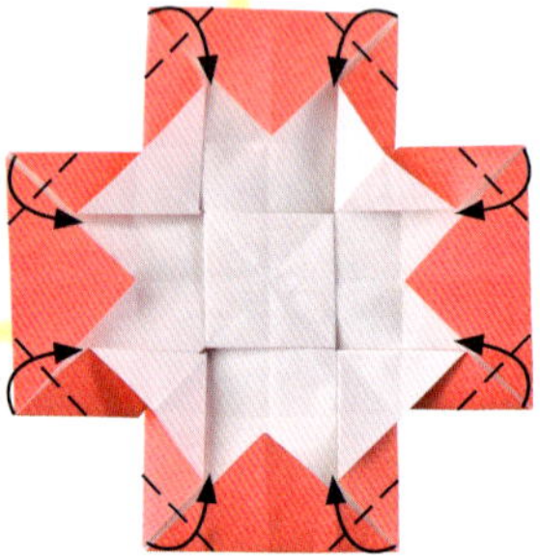

角を８か所折る。

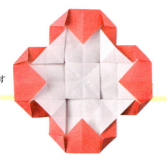

折ったところ。

らがえす

14

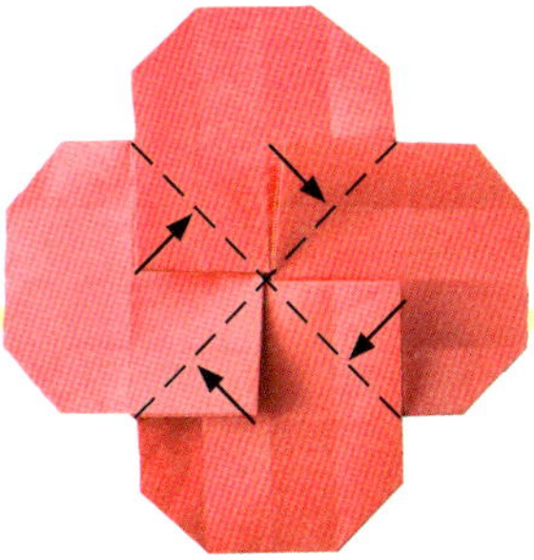

まん中のところを、三角に立ちあげる。

15

Point

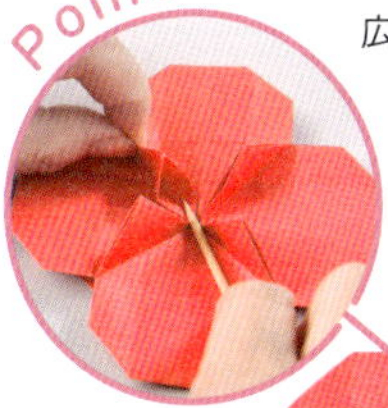

広げているところ

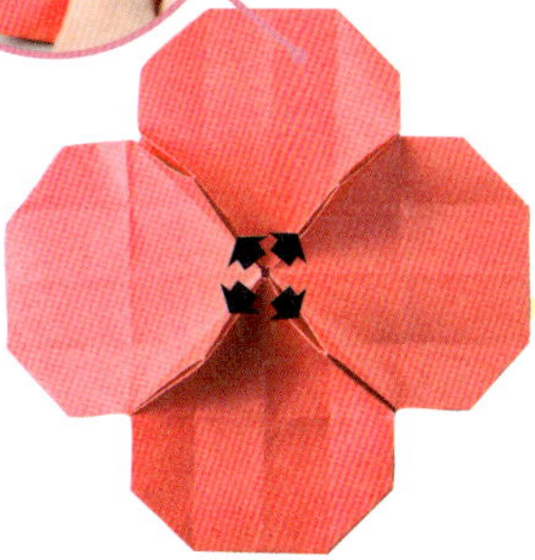

立ち上げたところのすきまを、竹ぐしなどで広げる。

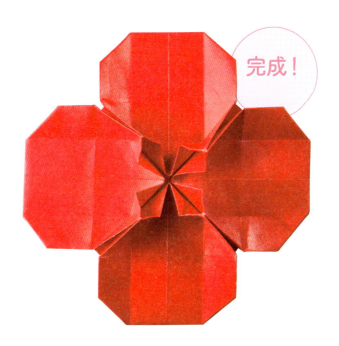

完成！

春の花でアレンジ

メッセージカード

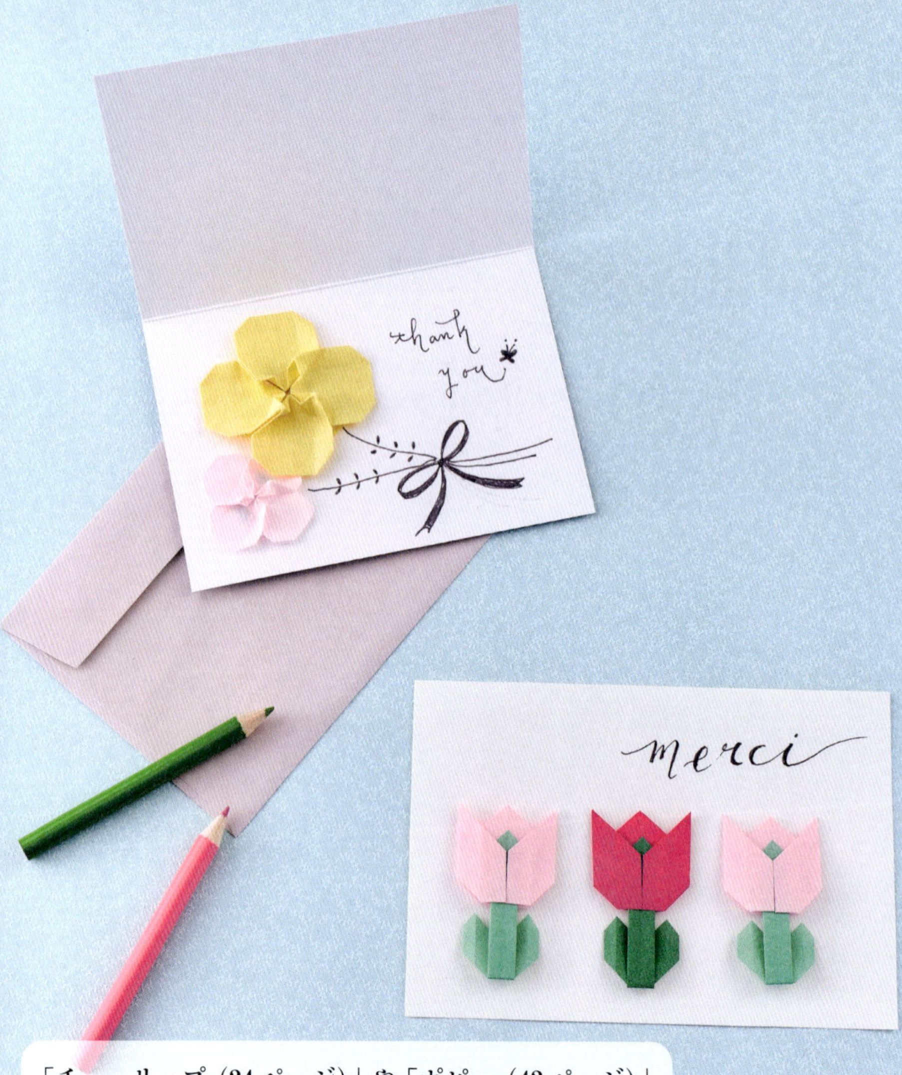

「チューリップ（24ページ）」や「ポピー（42ページ）」をはがきやカードにはれば、オリジナルのメッセージカードが作れます。あたたかくなり、人に会う機会が多くなる時季に、日ごろの感謝を伝えてみましょう。

夏の花

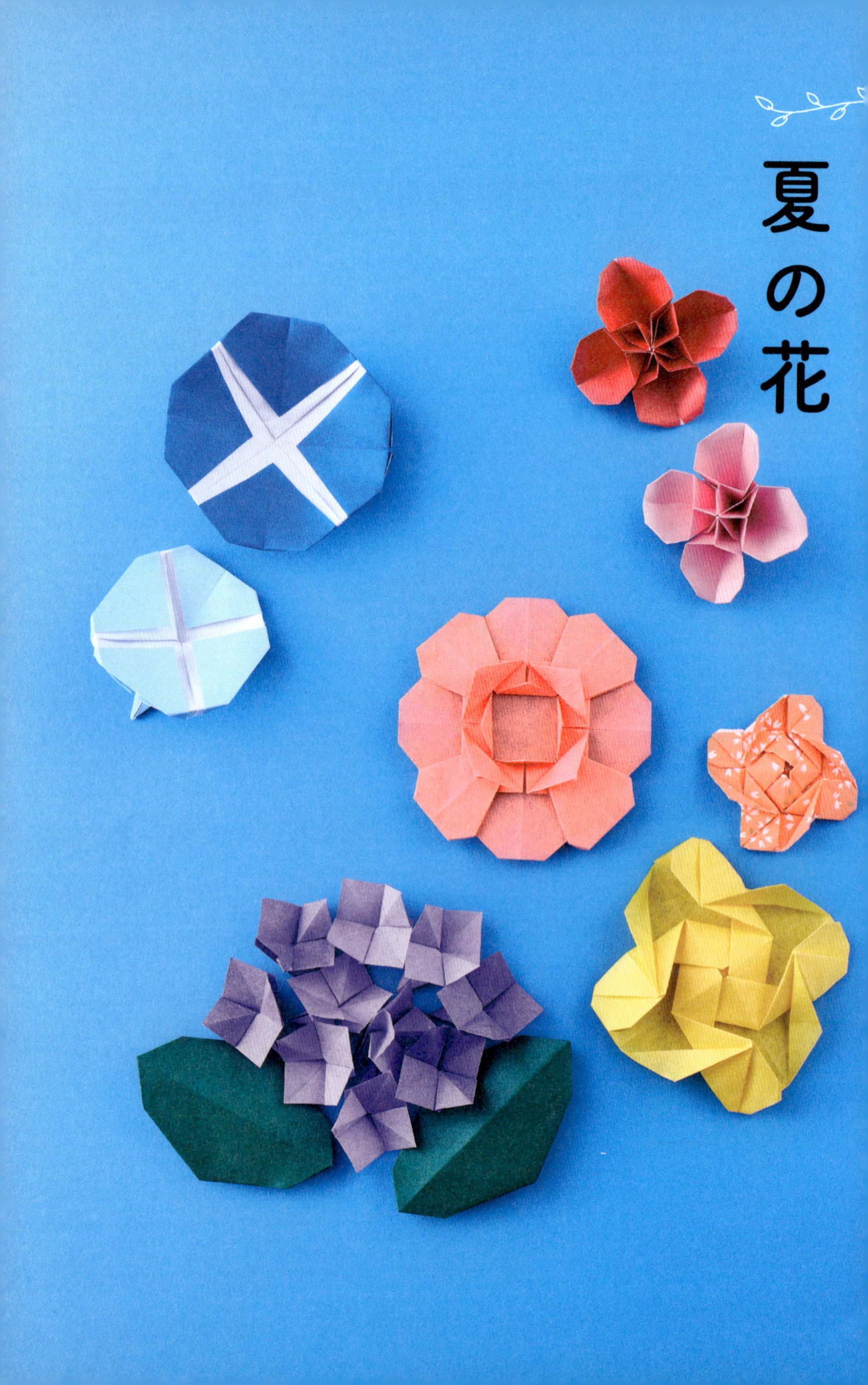

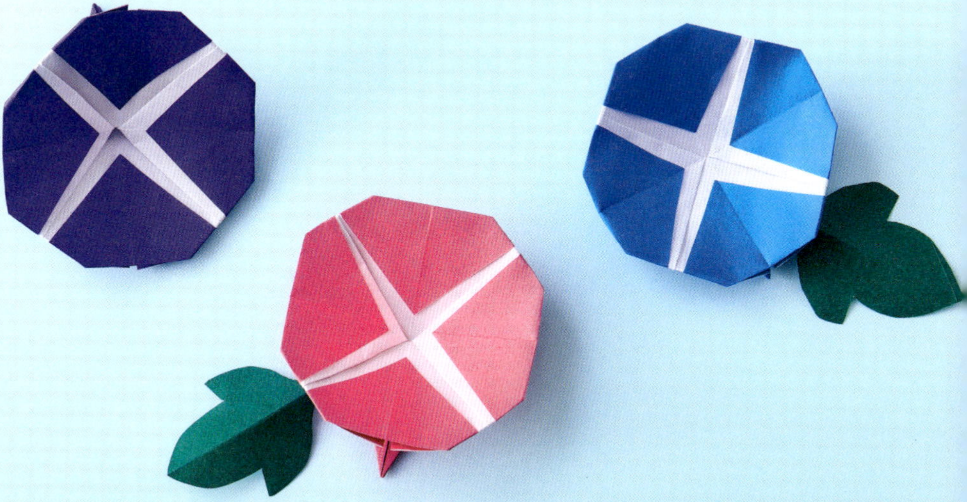

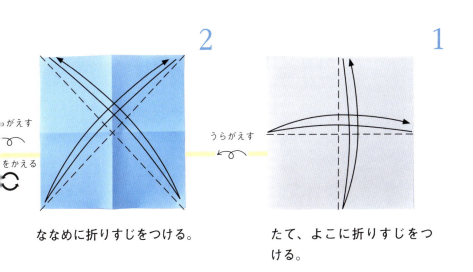

あさがお

使用するおりがみ　15㎝× 15㎝のおりがみ１枚

1

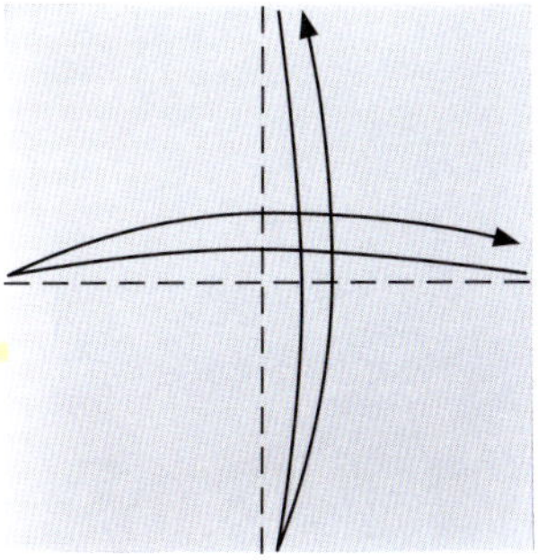

たて、よこに折りすじをつける。

うらがえす

2

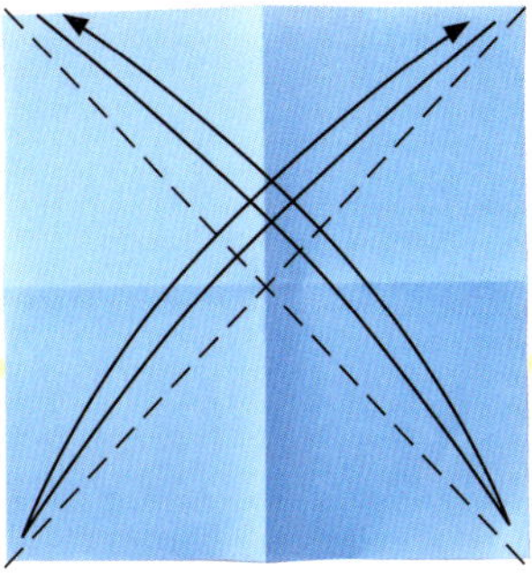

ななめに折りすじをつける。

がえす

をかえる

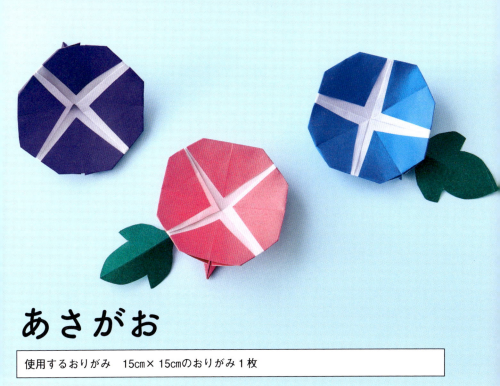

3

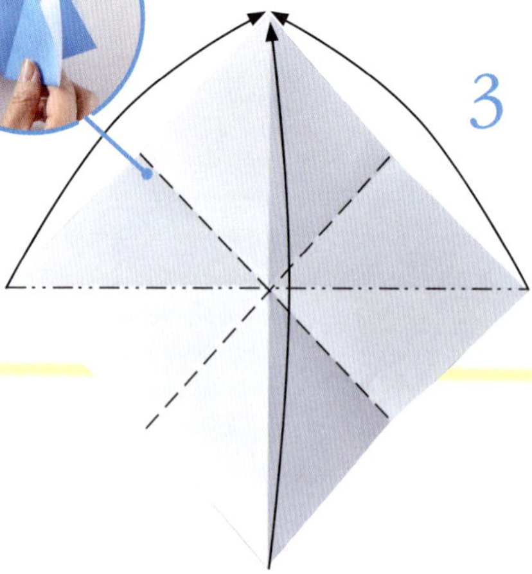

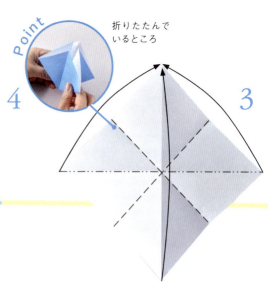

折りたたんでいるところ

折りすじにそって、四角に折りたたむ。

4

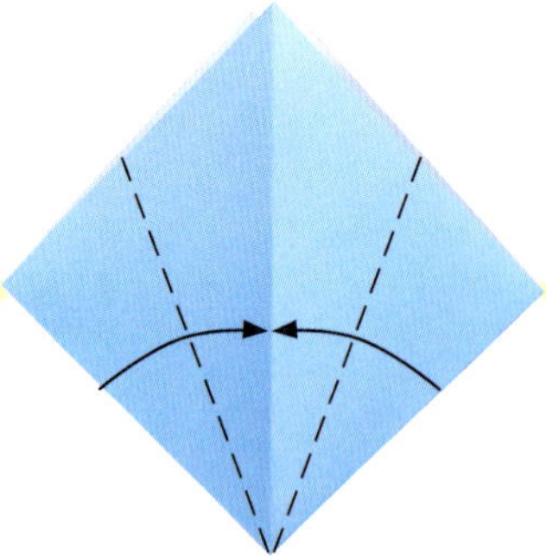

手前がわの１枚の、左右の下の辺を、まん中に合わせて折る。うしろがわも同じ。

5

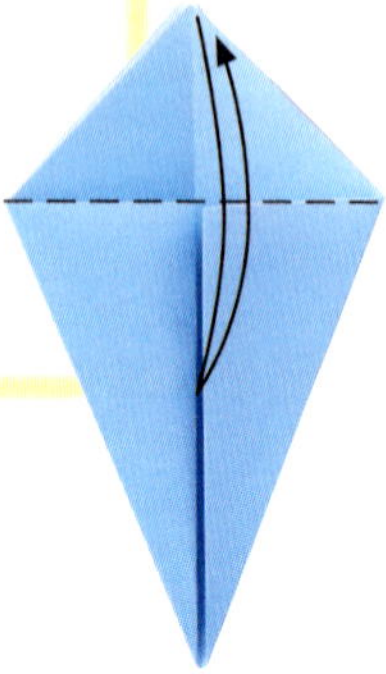

4 で折ったところの、はしに合わせて、折りすじをつける。

6

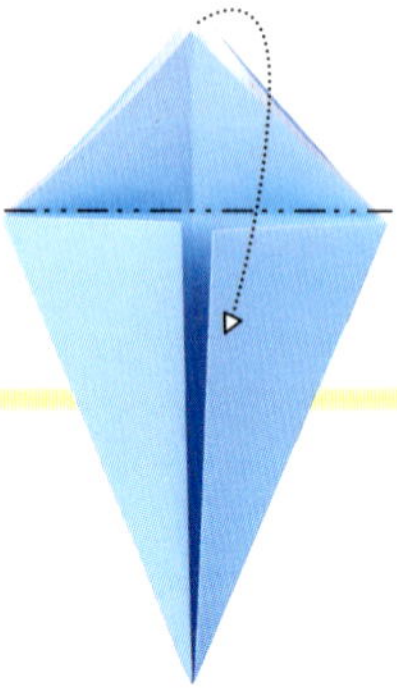

手前がわの１枚を、5 でつけた折りすじで、内がわへ折りこむ。4 か所とも同じ。

7

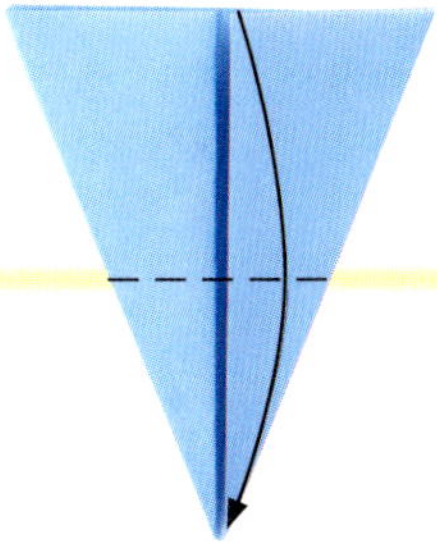

半分に折りさげる。

8

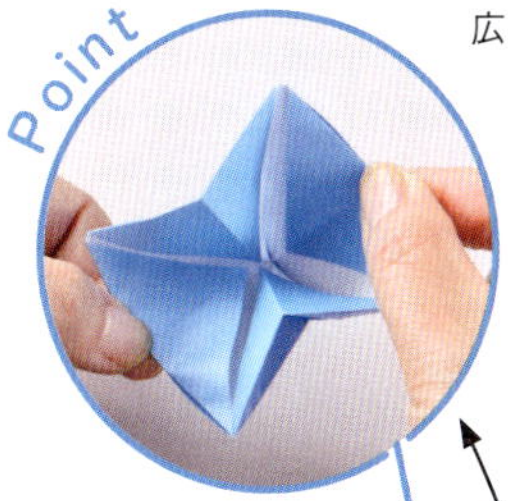

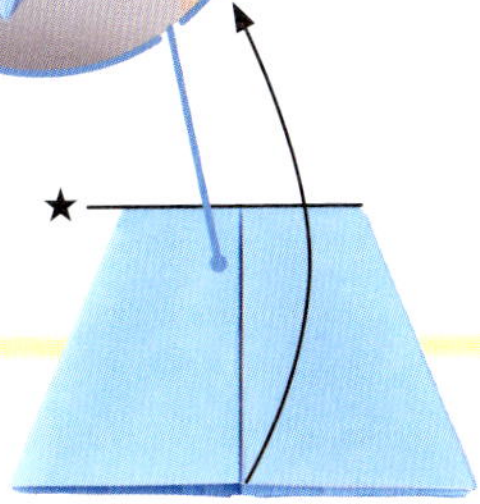

★の線を軸にして、手前がわの１枚を広げる。間のところは、三角に折りつぶす。

9

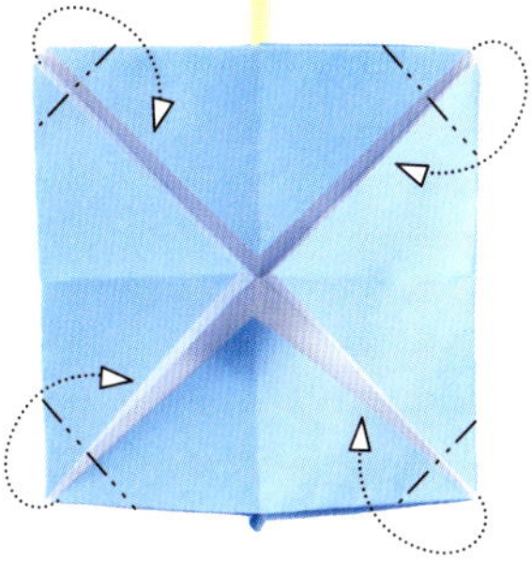

よすみを、うしろへ折る。

完成！

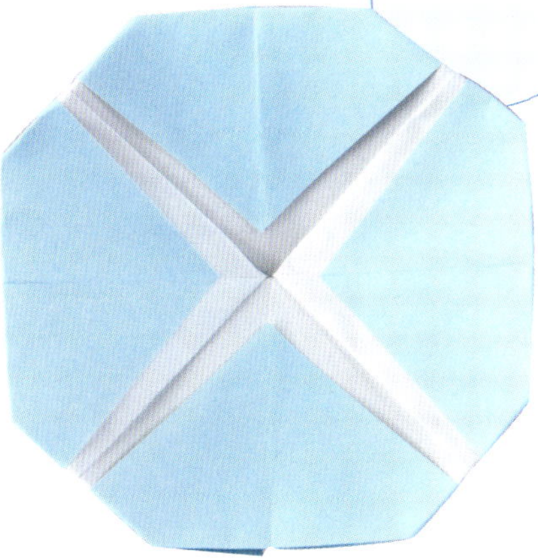

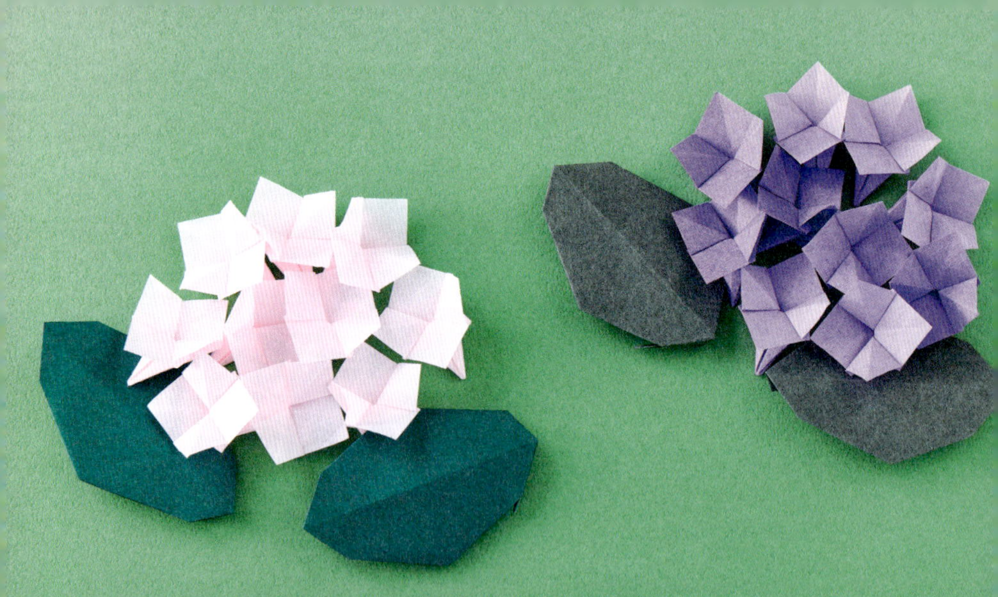

あじさい

使用するおりがみ　花　7.5cm× 7.5cmのおりがみ（好きな数）
　　　　　　　　　葉　7.5cm× 7.5cmのおりがみ（好きな数）

花

1

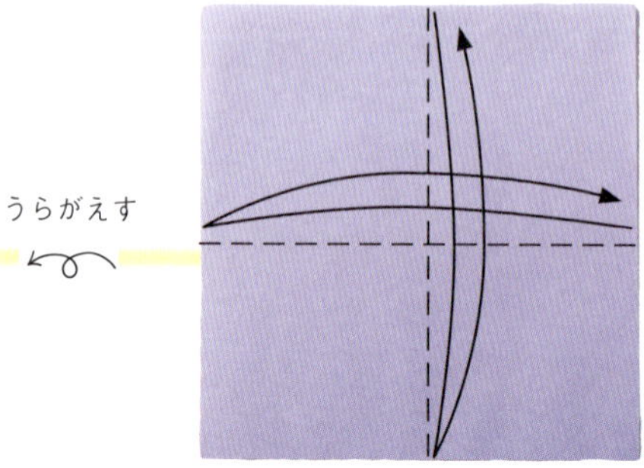

たて、よこに折りすじをつける。

2

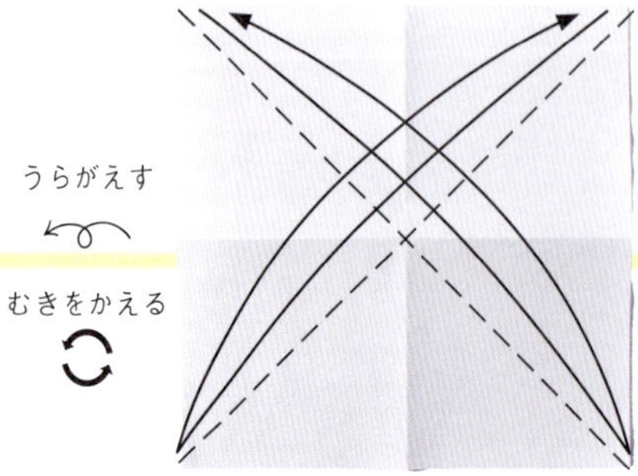

ななめに折りすじをつける。

3

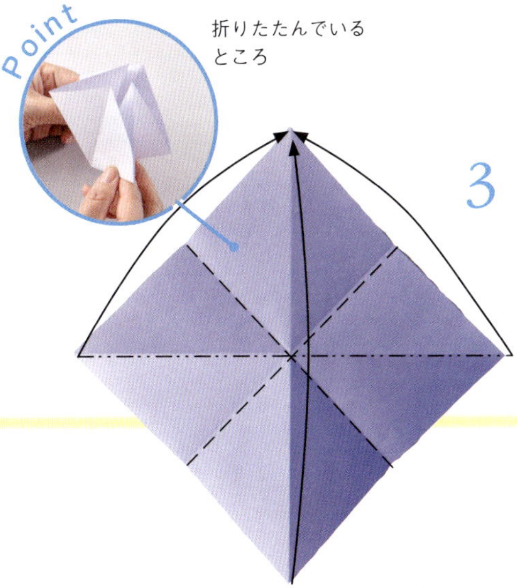

折りたたんでいる
ところ

折りすじにそって、四角に
折りたたむ。

4

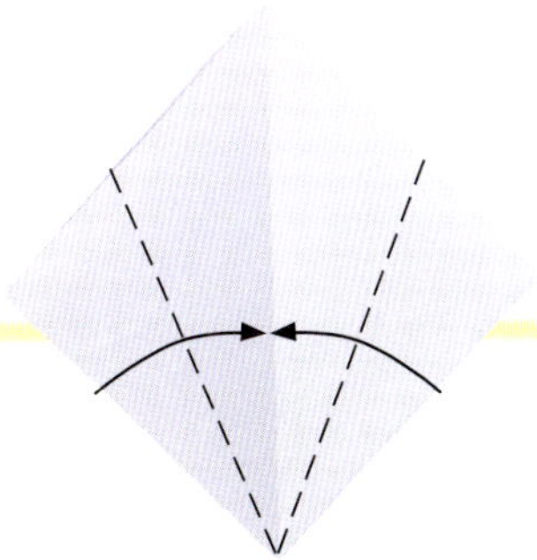

手前がわの１枚の、左右の下
の辺を、まん中に合わせて折
る。うしろがわも同じ。

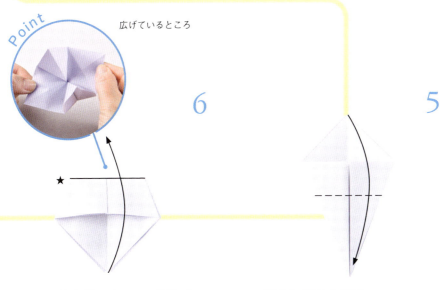

5

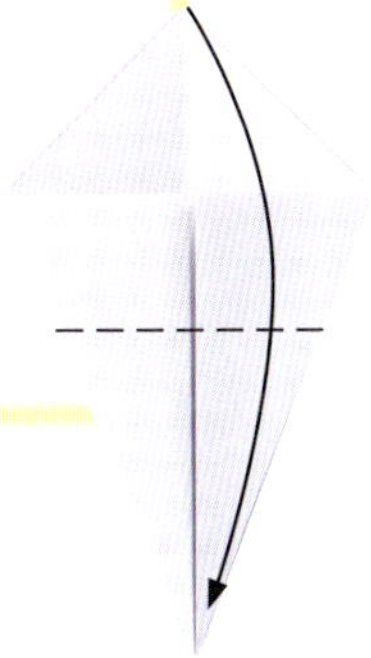

半分に折りさげる。

6

広げているところ

★の線を軸にして、手前が
わの１枚を広げる。間のと
ころは、四角に折りつぶす。

7

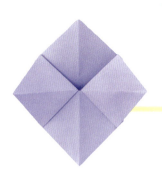

「花」の完成。同じものをいくつか作る。

葉

8

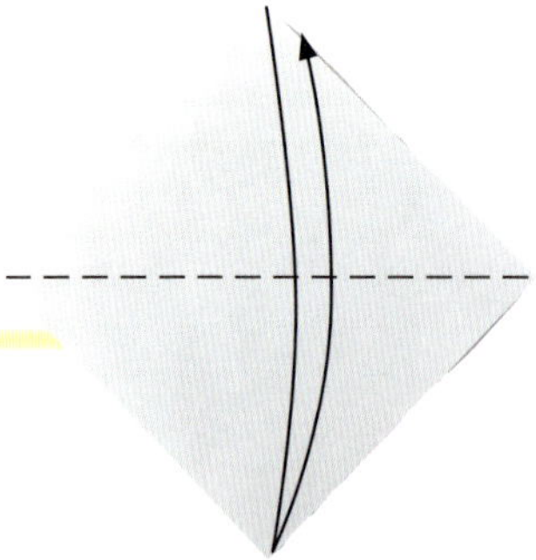

まん中に、折りすじをつける。

9

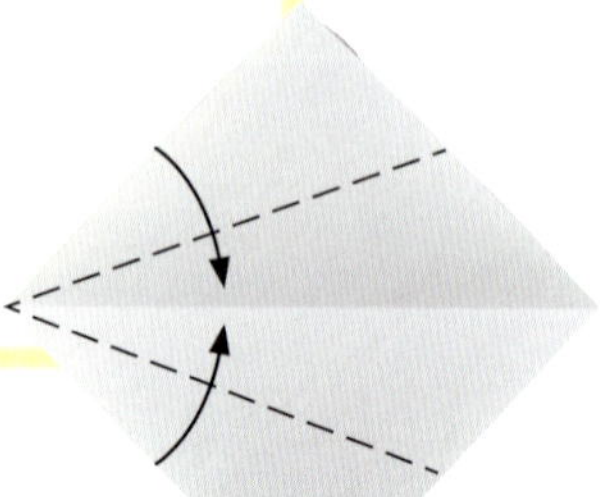

左がわの上下の辺を、まん中に合わせて折る。

10

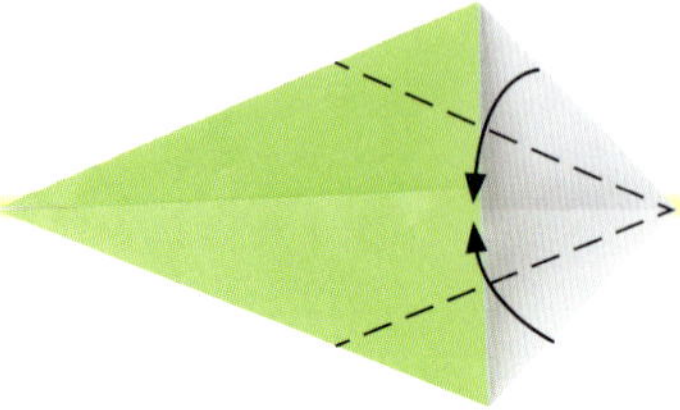

右がわの上下の辺を、まん中に合わせて折る。

11

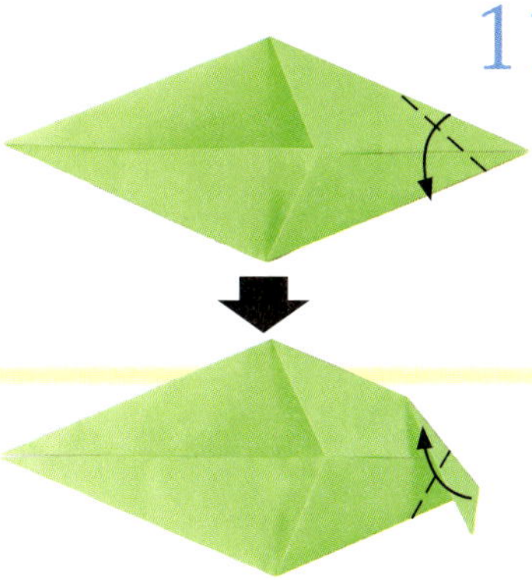

右がわの先を、ななめ下に折ったあと、ななめ上に折る。

12

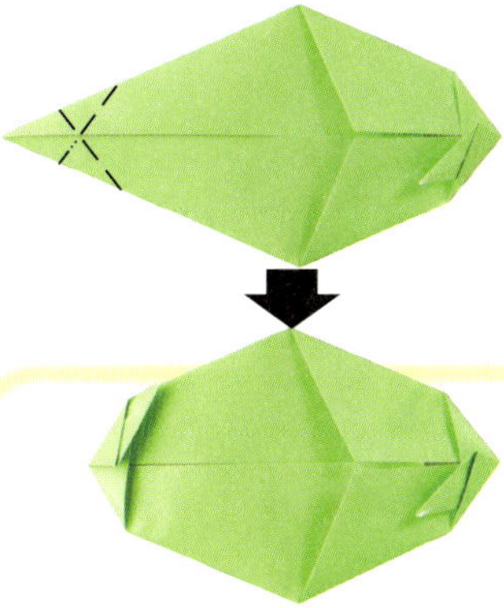

左がわの先を、11 と同じように折る。

うらがえす

13

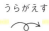

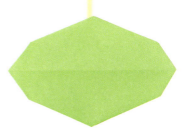

「葉」の完成。同じものをいくつか作る。

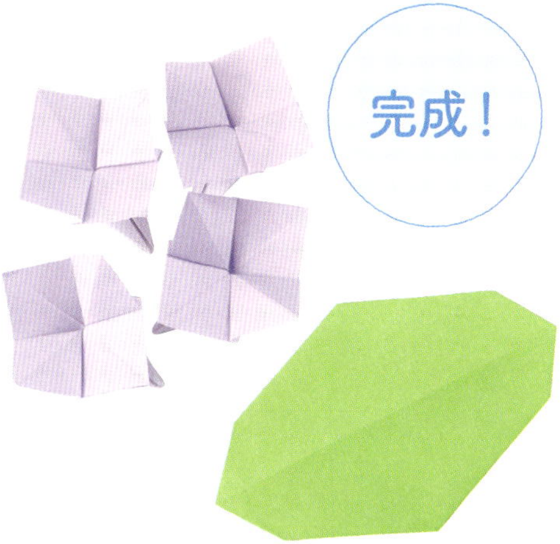

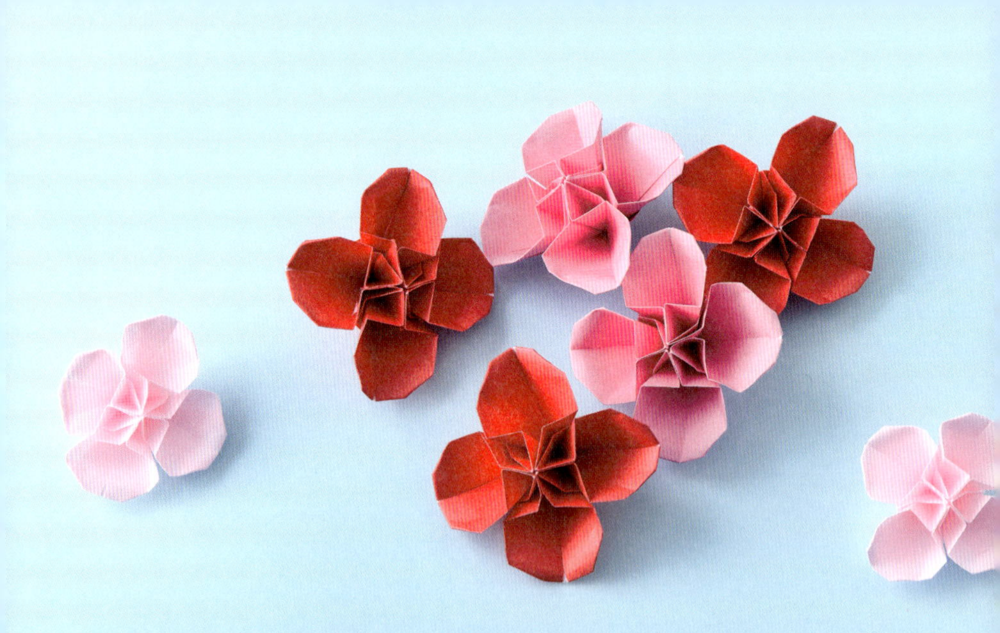

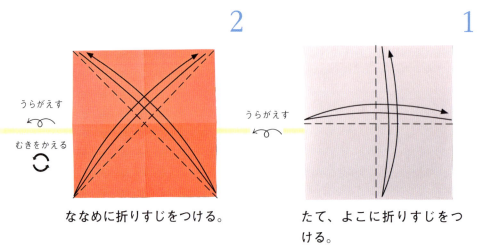

ベゴニア

使用するおりがみ　7.5㎝× 7.5㎝のおりがみ 1 枚

1

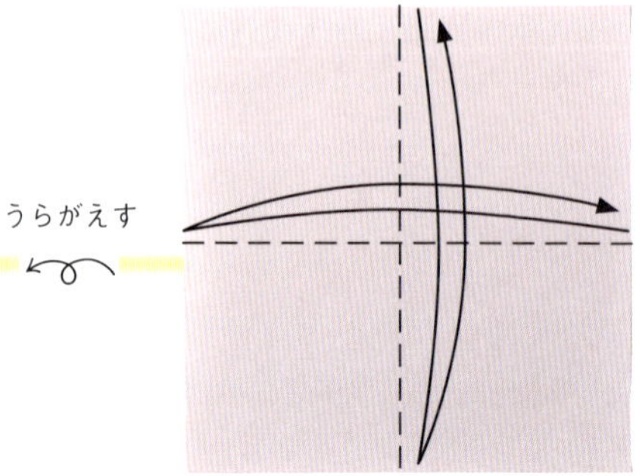

たて、よこに折りすじをつける。

2

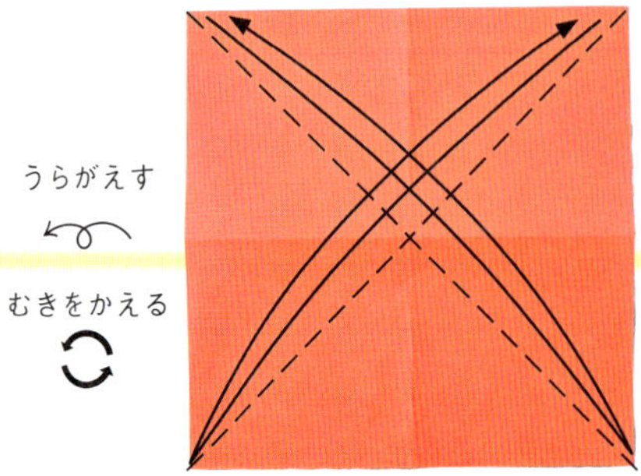

ななめに折りすじをつける。

3

Point

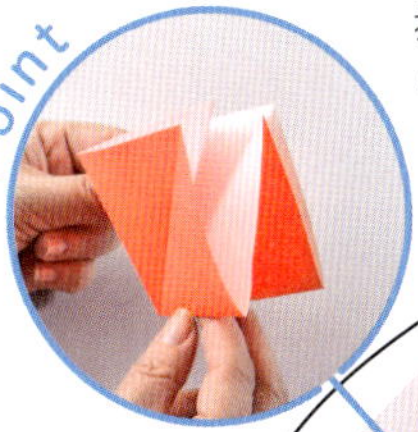

折りたたんでいる
ところ

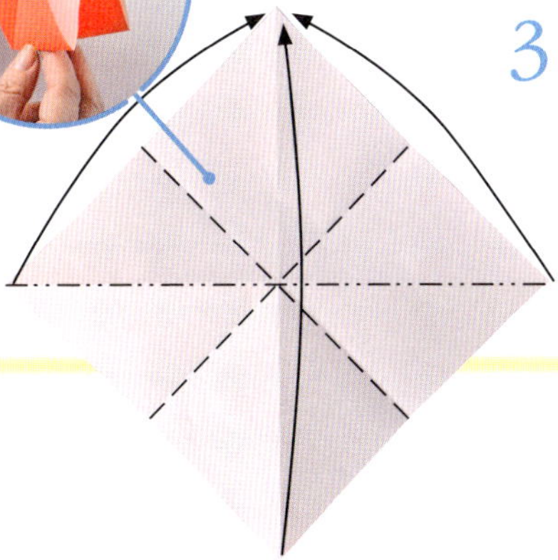

折りすじにそって、四角に
折りたたむ。

4

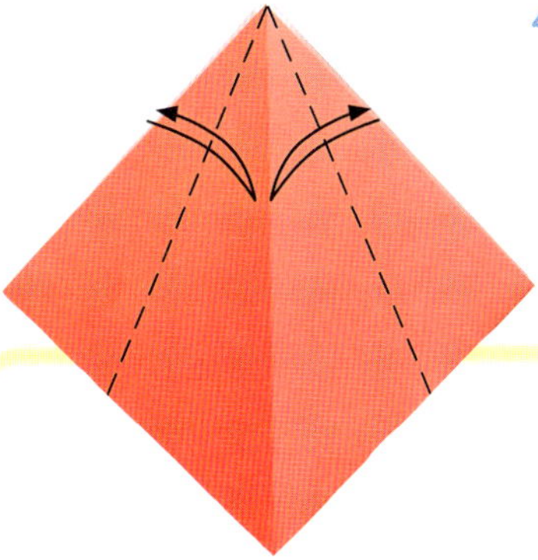

手前がわの１枚の、左右の
上の辺をまん中に合わせて、
折りすじをつける。うしろ
がわも同じ。

5

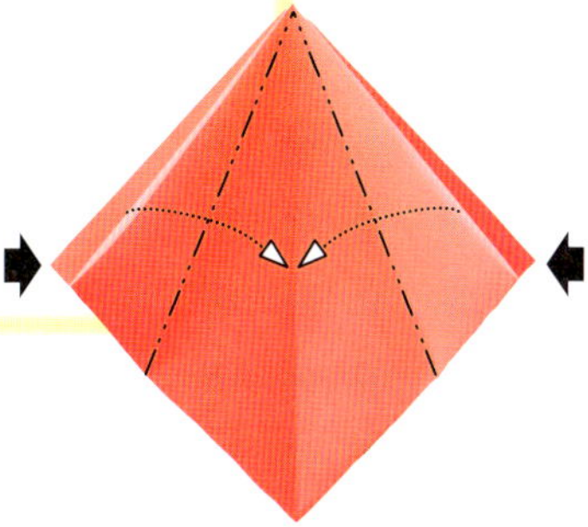

4 の折りすじにそって、左右
の上の辺を、内がわへ折り
こむ。うしろがわも同じ。

Point

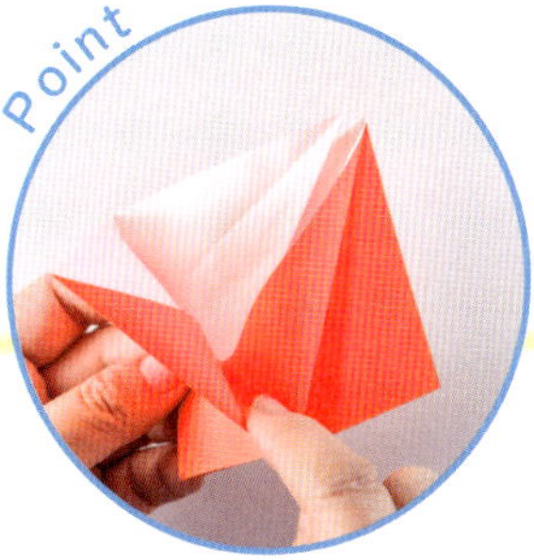

折りこんでいるところ。

6

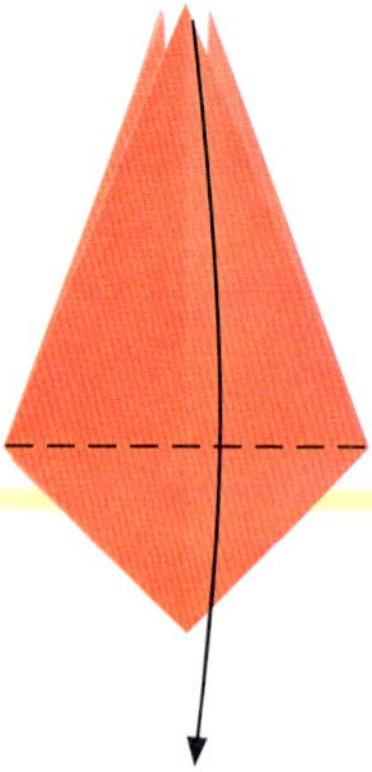

手前がわの上の角を、折りさげる。うしろがわも同じ。

7

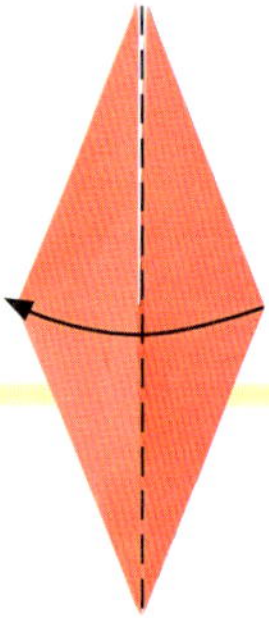

手前がわの1枚を、まん中で折る。うしろがわも同じ。

8

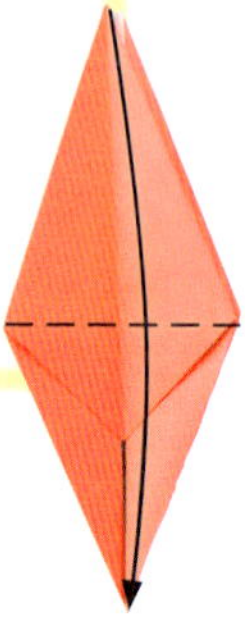

手前がわの1枚を、折りさげる。うしろがわも同じ。

9

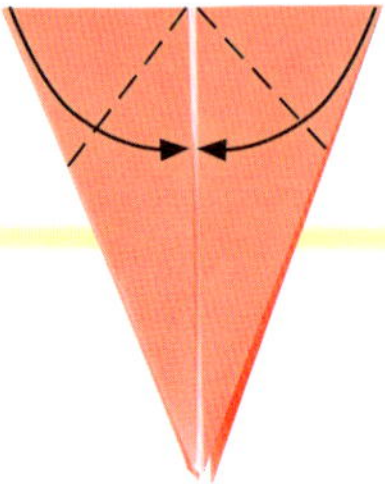

手前がわの左右の角を、まん中に合わせて折る。うしろがわも同じ。

10

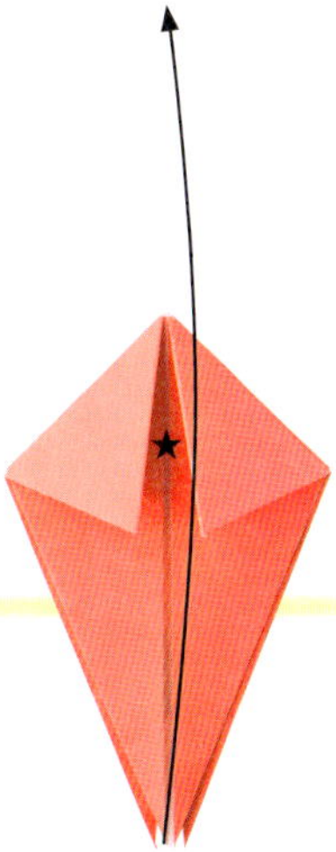

★のところをおさえて、手前がわの１枚を、上へ広げる。まん中は、四角に折りつぶす。

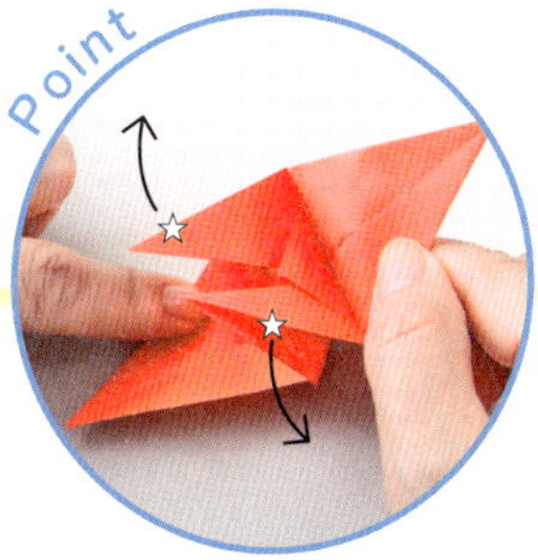

広げているところ。まん中を四角に折りつぶすと、☆のところは左右に広がる。

11

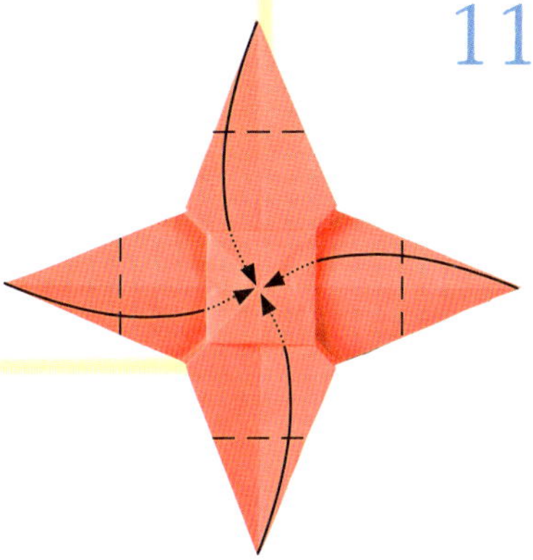

４つの角を、まん中に合わせて折る。先は、まん中の四角に入れる。

12

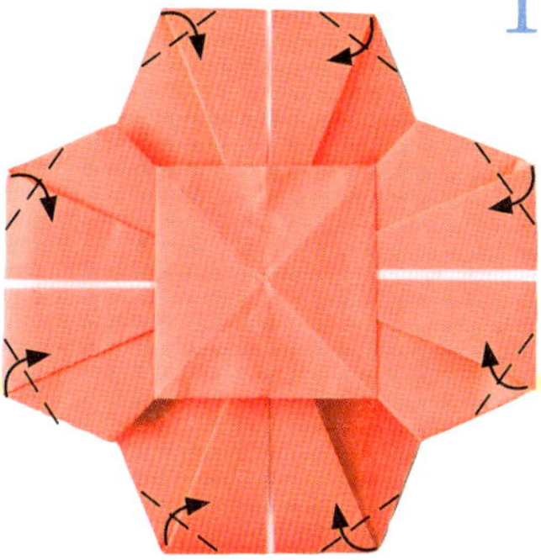

８つの角を、少し折る。

13

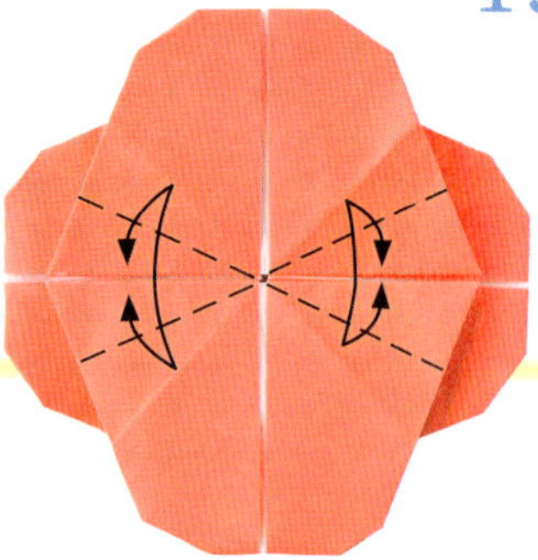

手前がわの１枚に、ななめに折りすじをつける。

うらがえす

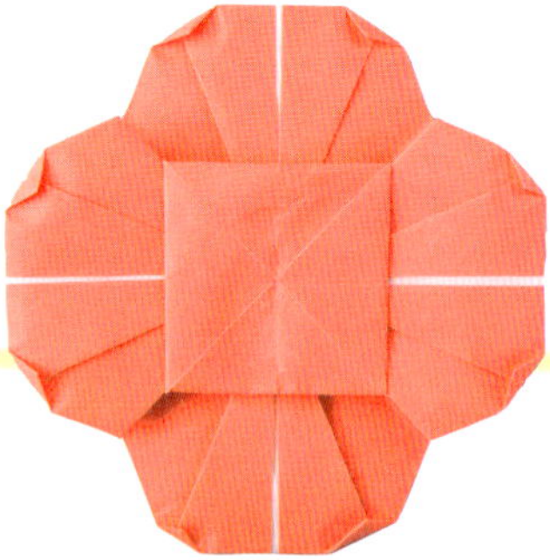

折ったところ。

14

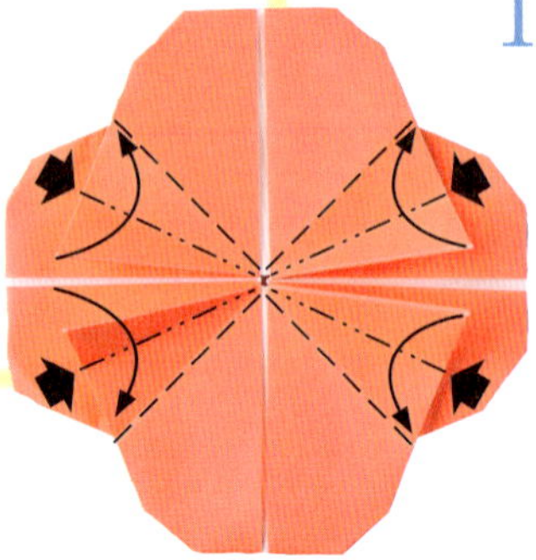

折りすじにそって、折りつぶす。

15

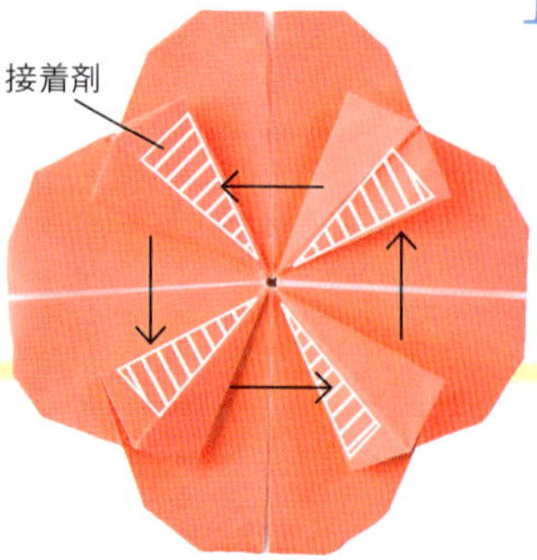

14 で折ったところの半分に接着剤をぬって、４か所をはり合わせる。

16

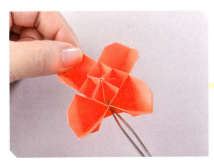

ピンセットなどで、まん中の四角の中のおりがみをととのえる。

Point

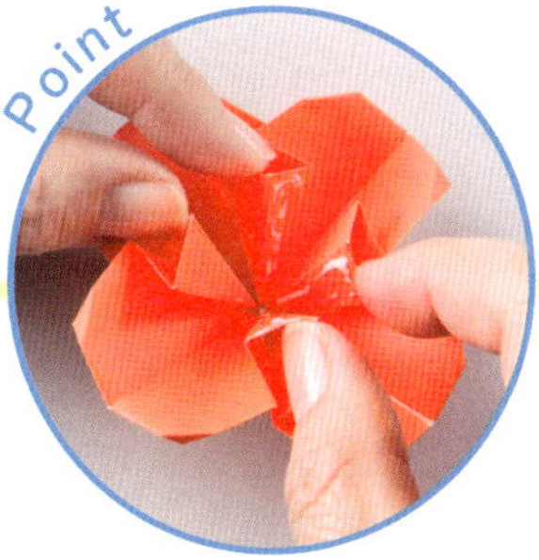

はり合わせているところ。

完成！

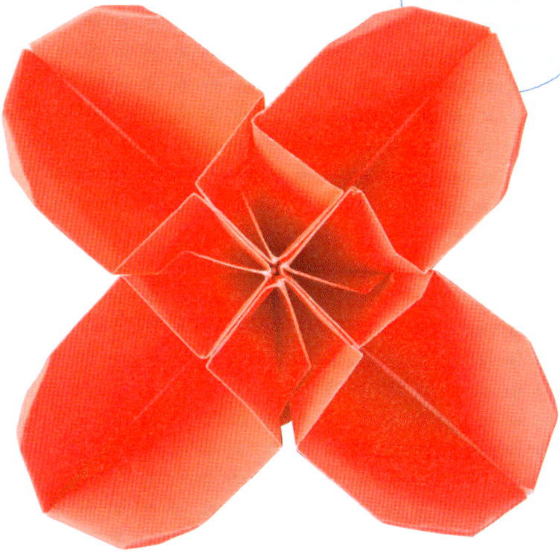

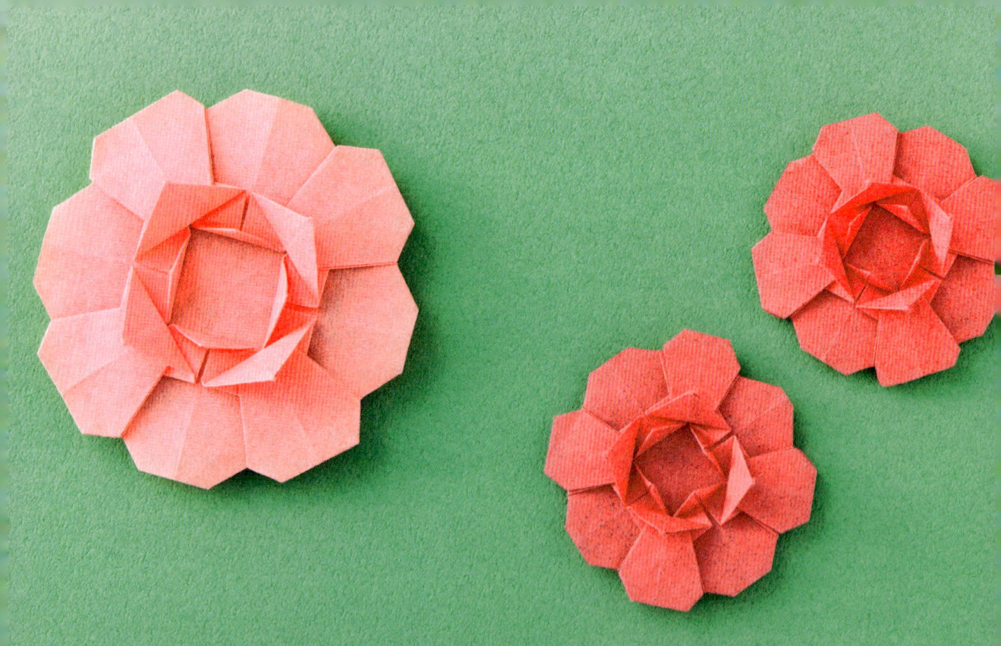

ジニア

使用するおりがみ　7.5㎝× 7.5㎝のおりがみ１枚

1

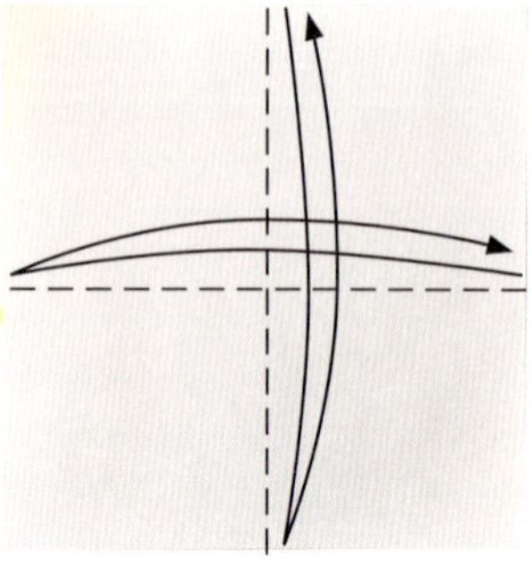

たて、よこに折りすじをつける。

2

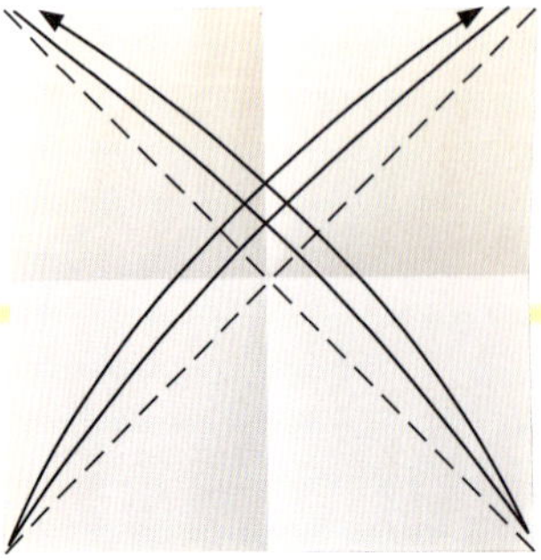

ななめに折りすじをつける。

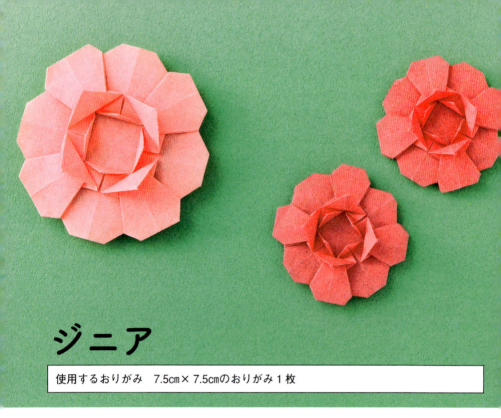

3

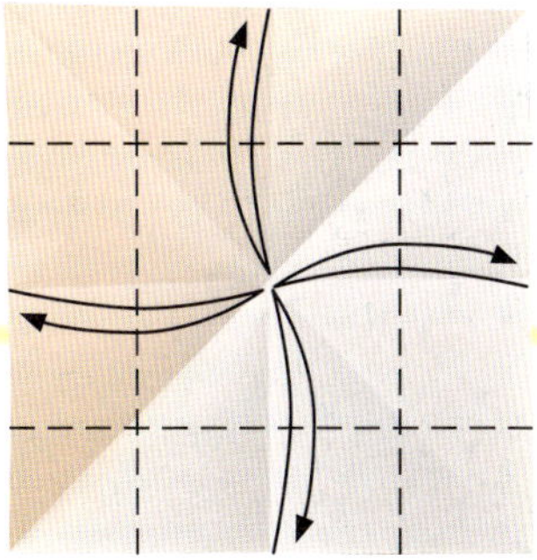

4つの辺を、まん中に合わせて、折りすじをつける。

うらがえす

4

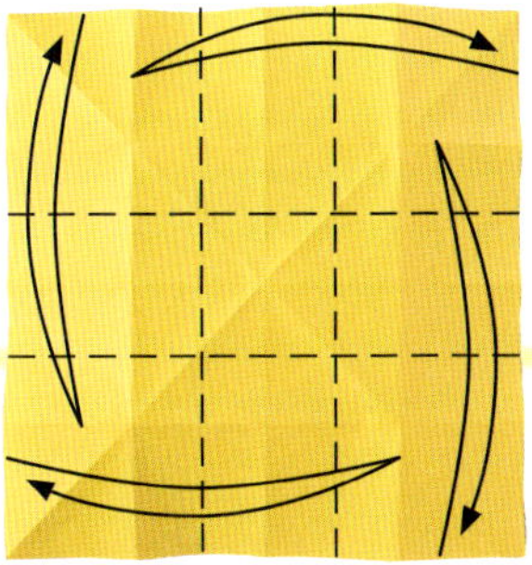

4つの辺を、3のとおいほうの折りすじに合わせて、折りすじをつける。

うらがえす

5

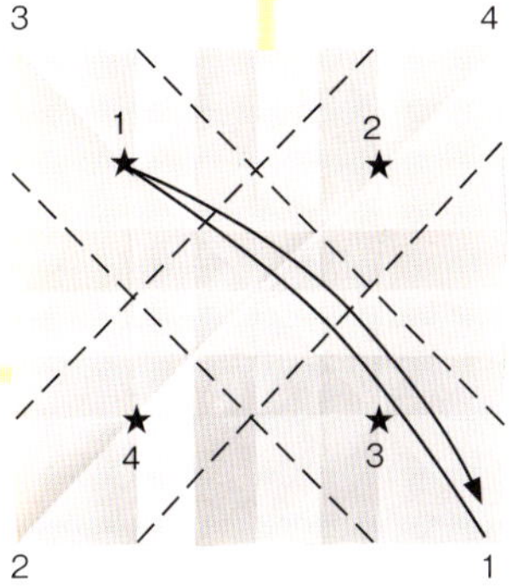

4つの角を、同じ数字の★に合わせて、折りすじをつける。

うらがえす

6

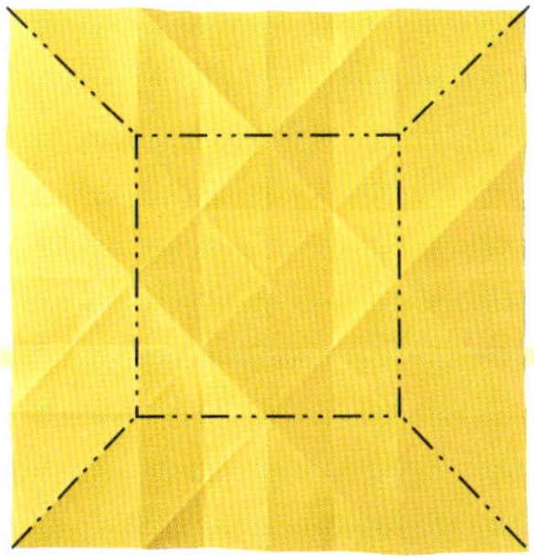

折りすじにそって折り、まん中の四角を立ちあげる。

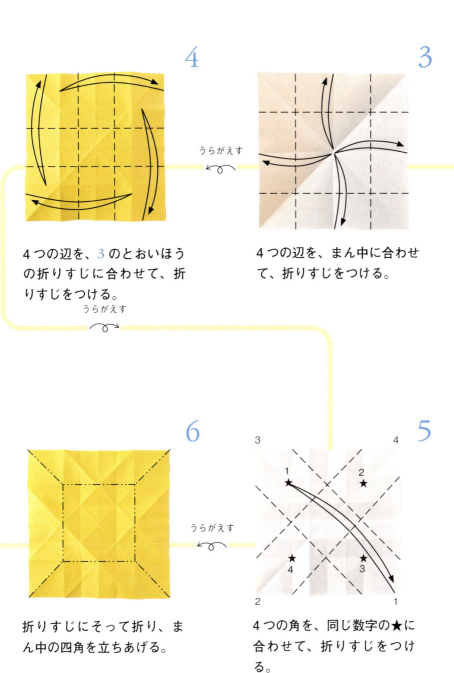

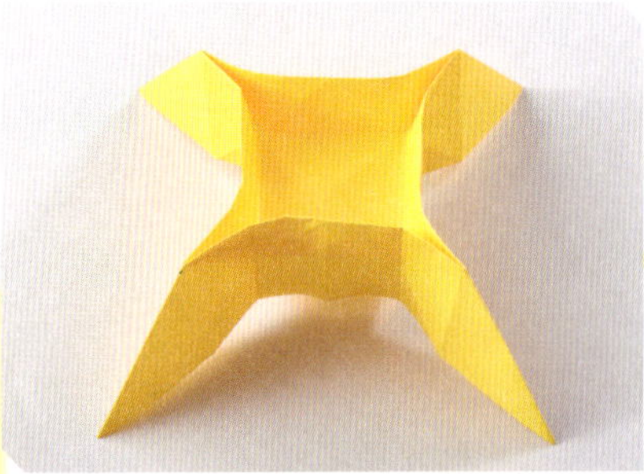

くぼませたところ。

7

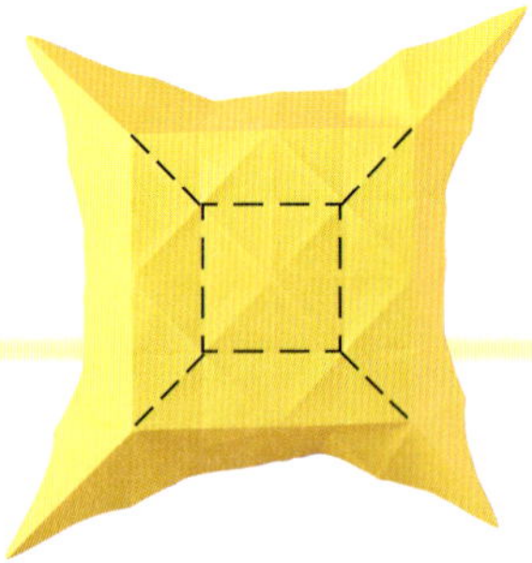

折りすじにそって、まん中の四角をくぼませる。

8

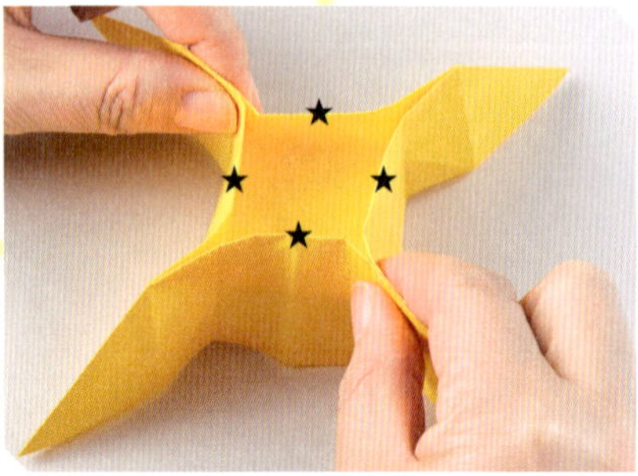

角をつまみ、★をまん中にあつめるように折る。

9

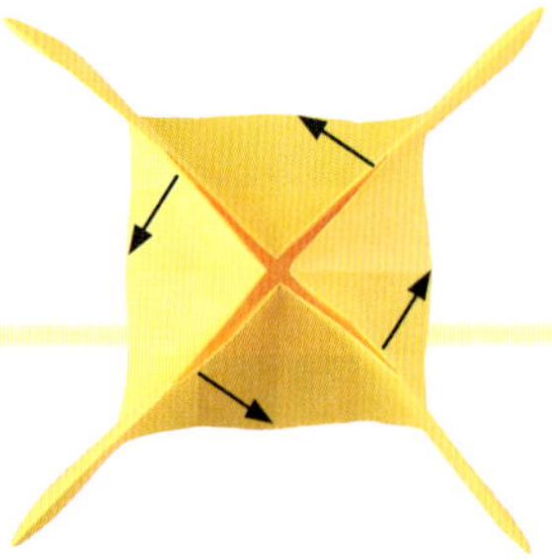

立ちあがったところを、反時計まわりに折る。

10

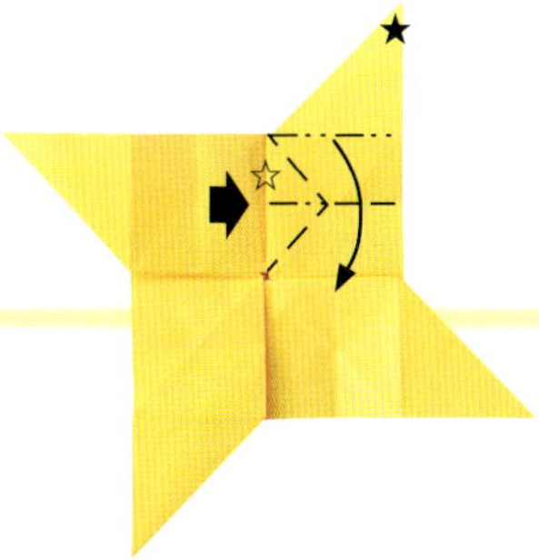

☆の三角のすきまを、広げて折りつぶし、★の三角を四角に折りたたむ。

Point 1

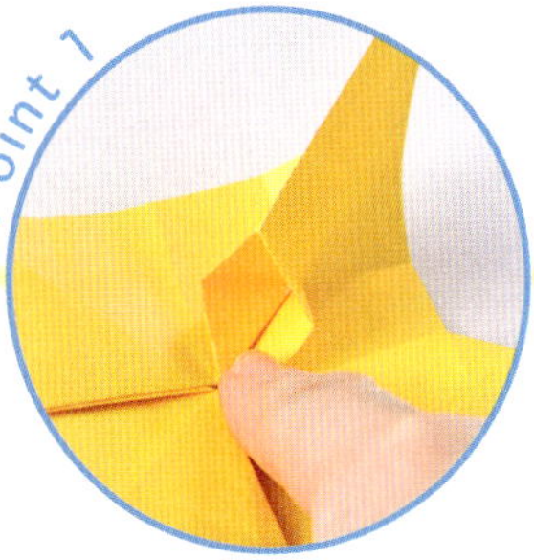

広げているところ。

Point 2

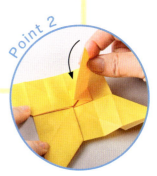

Point1 で広げたところを、折りつぶす。

Point 3

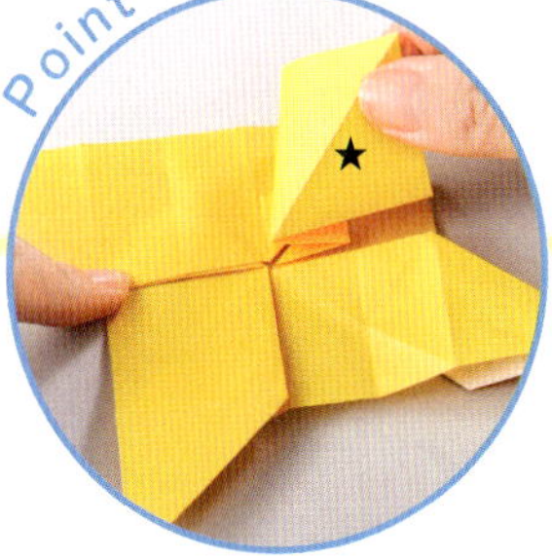

立ちあがった★のところを広げて、四角に折りたたむ。

11

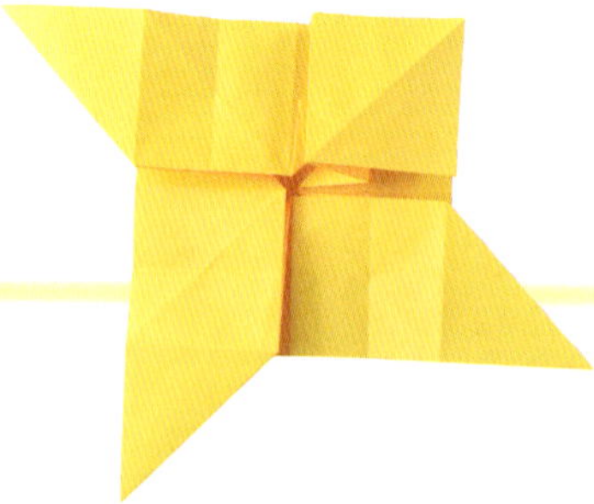

1か所折ったところ。ほかの
3か所も、10のように折る。

12

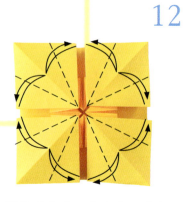

四角の角を、まん中に合わせて、折りすじをつける。

13

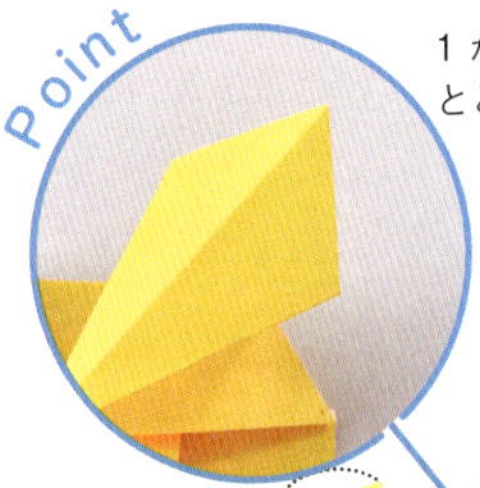

1か所折りこんだ
ところ

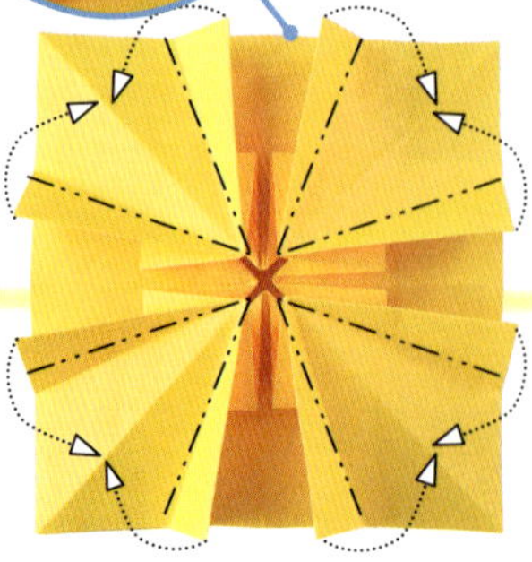

四角の角を、内がわに折りこむ。

Point

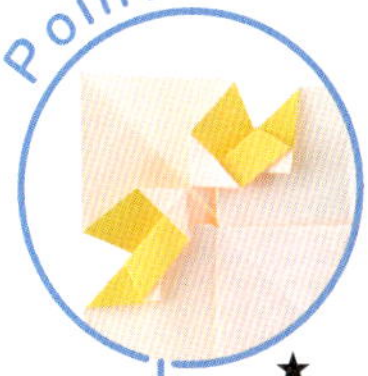

ついてくるところは
三角に折りつぶす

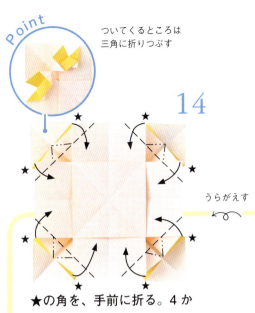

14

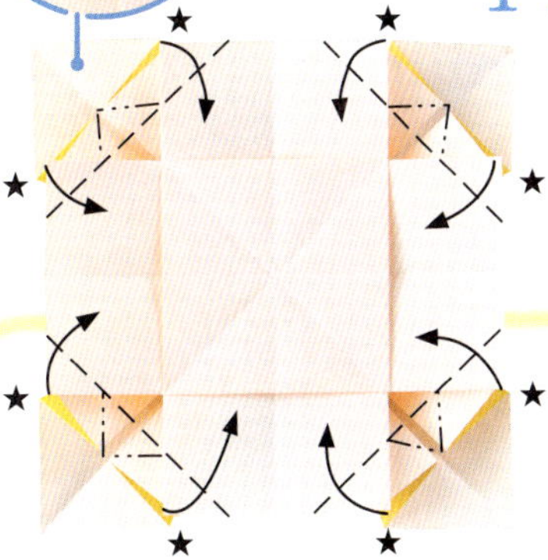

★の角を、手前に折る。4か所とも同じ。

うらがえす

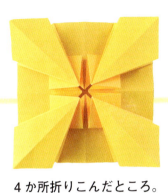

4か所折りこんだところ。

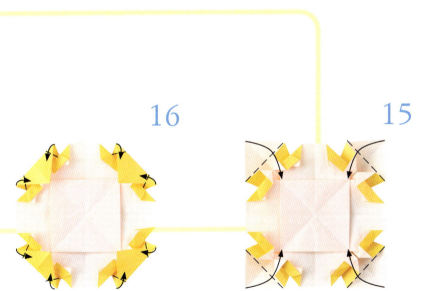

15

よすみを折る。

16

8つの角を、少し折る。

17

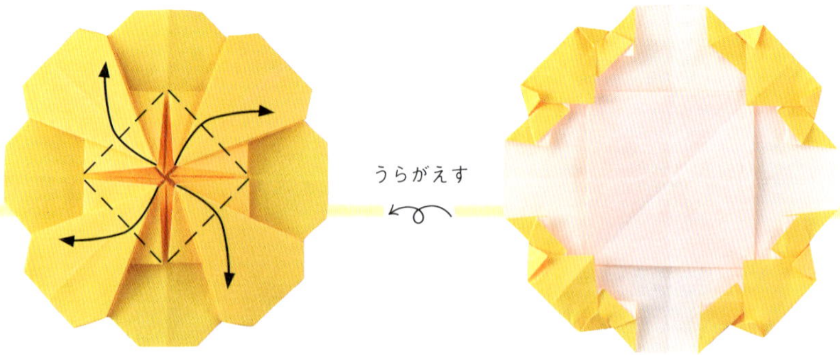

手前がわの、まん中にあつまった角を、外がわに折る。

折ったところ。

18

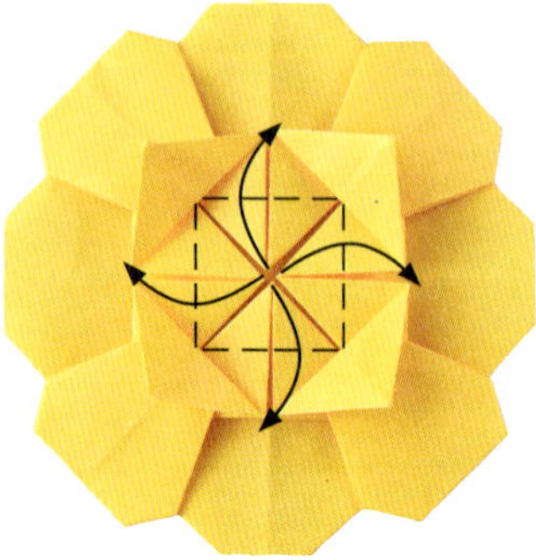

まん中にあつまった角を、外がわに折る。

完成！

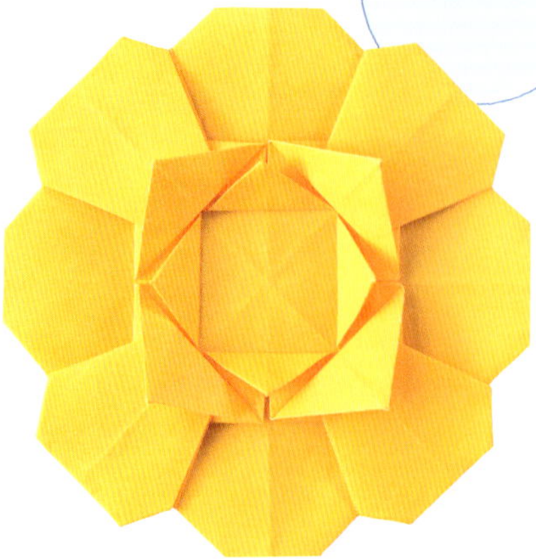

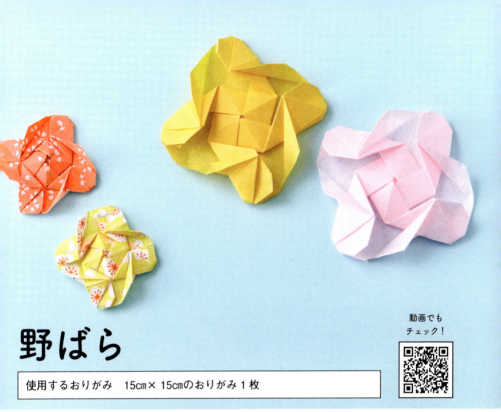

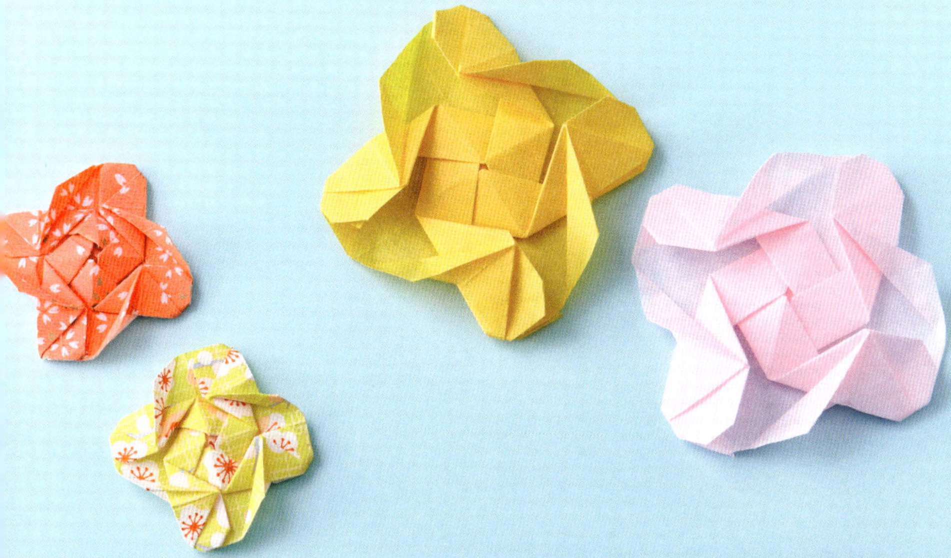

動画でも
チェック！

野ばら

使用するおりがみ　15㎝× 15㎝のおりがみ１枚

1

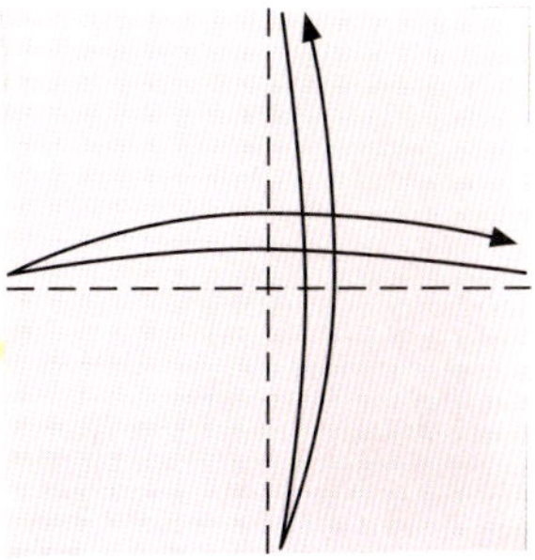

たて、よこに折りすじをつける。

2

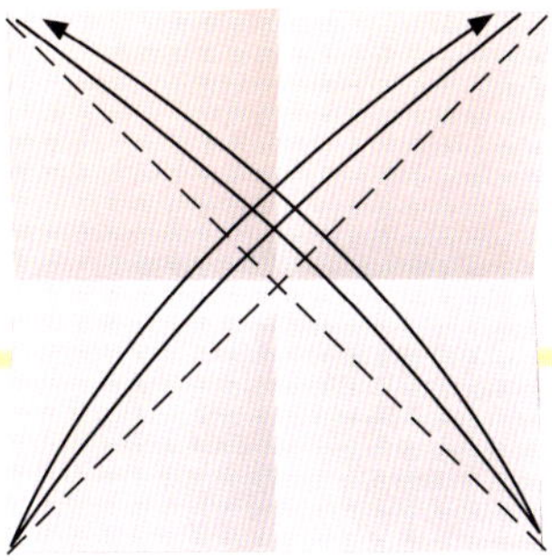

ななめに折りすじをつける。

3

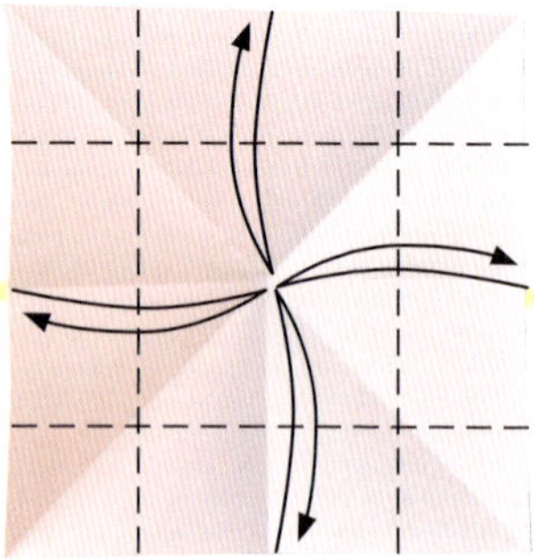

4つの辺を、まん中に合わせて、折りすじをつける。

4

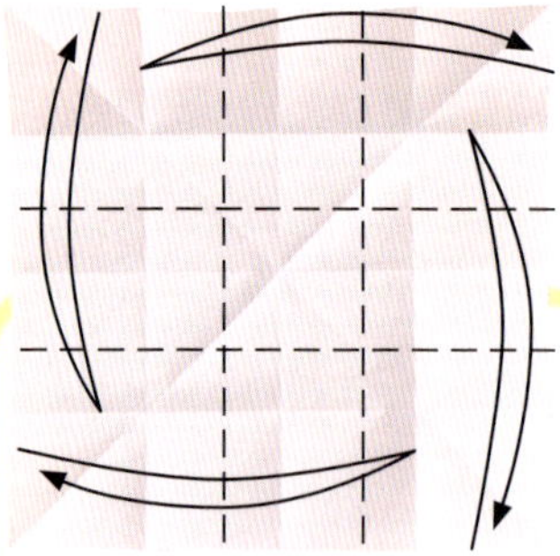

4つの辺を、3のとおいほうの折りすじに合わせて、折りすじをつける。

うらがえす

5

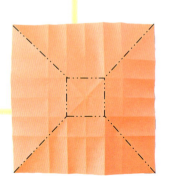

折りすじにそって折り、まん中の四角を立ちあげる。

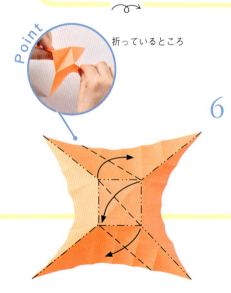

折っているところ

6

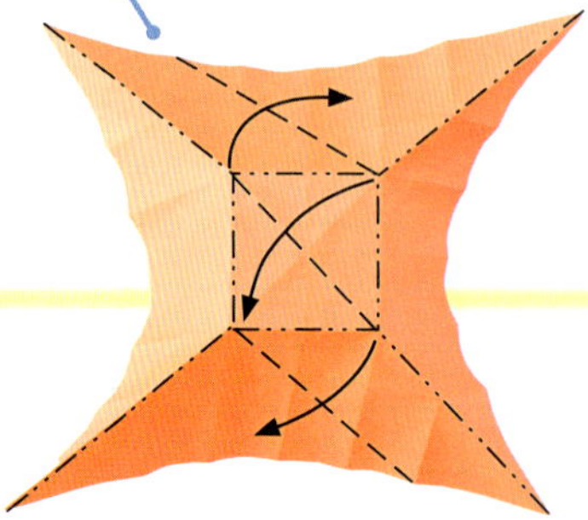

角をつまみ、まん中の四角をしずめて折る。

7

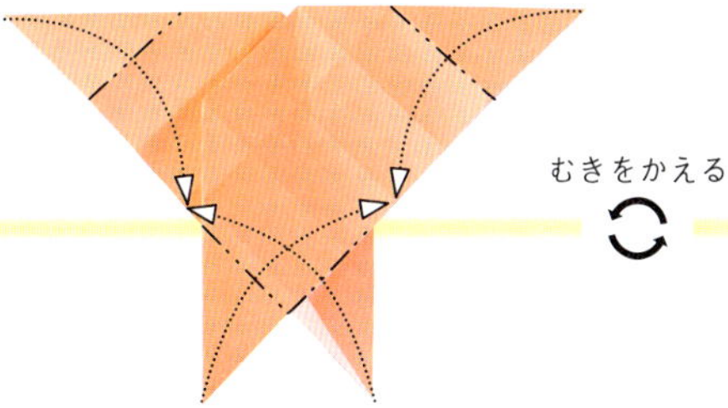

4か所の三角を、内がわへ折りこむ。

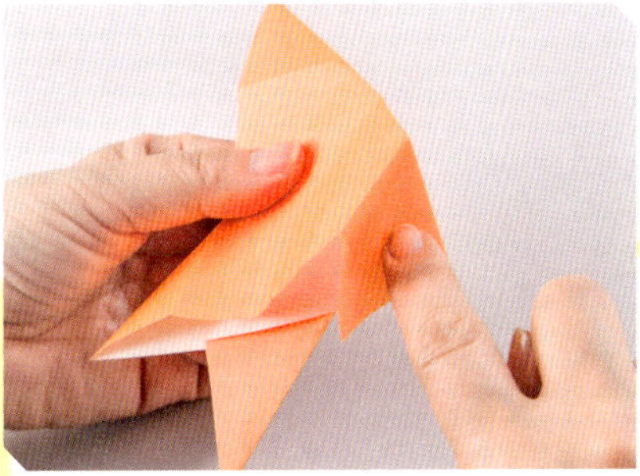

折りこんでいるところ。

8

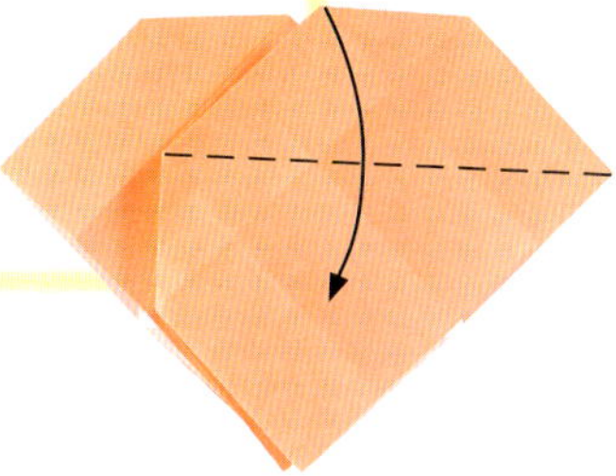

手前がわの上の辺を、折りさげる。

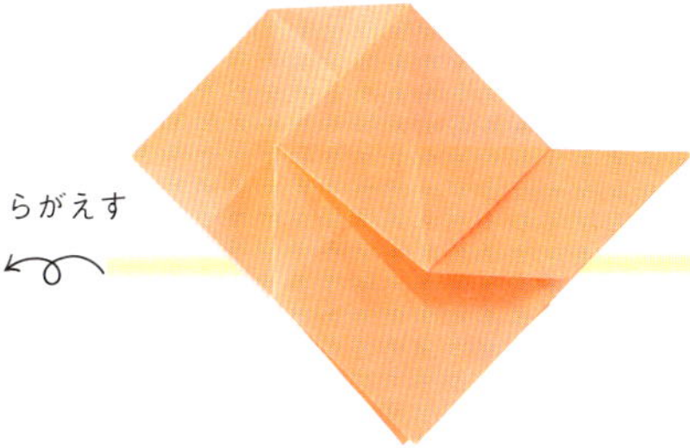

折りさげたところ。

9

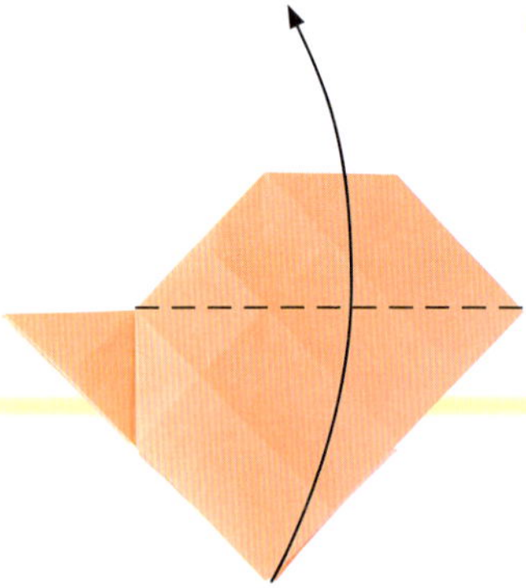

手前がわの下の角を、折りあげる。

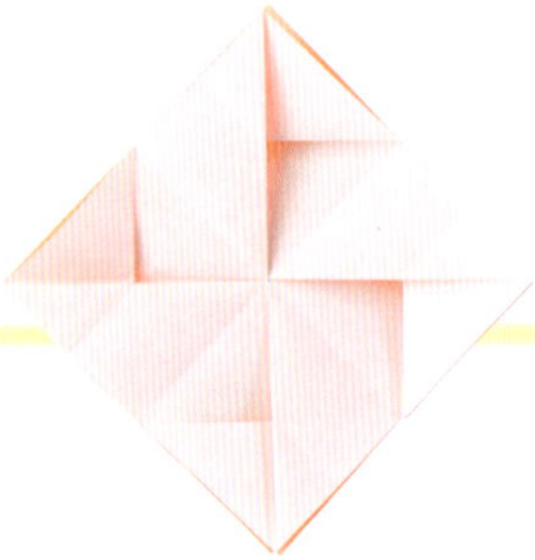

折りあげたところ。

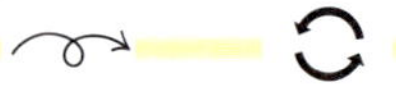

10

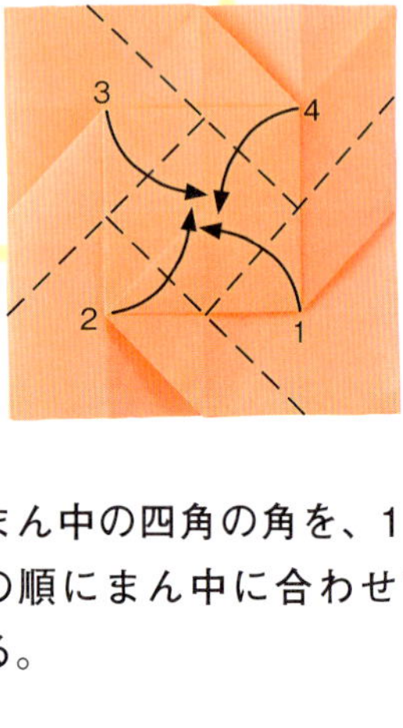

まん中の四角の角を、1～4の順にまん中に合わせて折る。

11

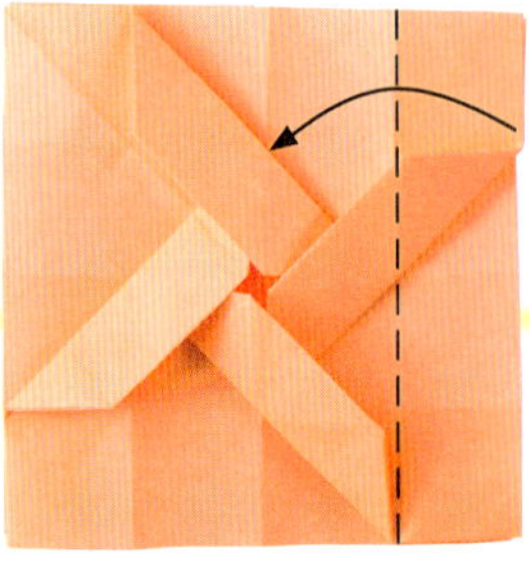

右の辺を、まん中に合わせて折る。

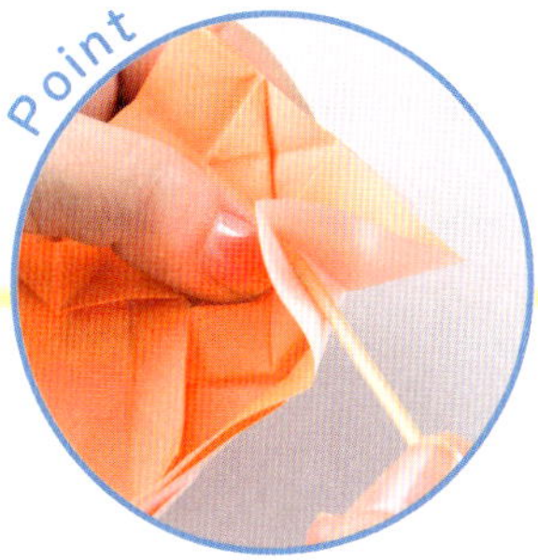

折っているところ。竹ぐしなどを使うと、きれいに折れる。

12

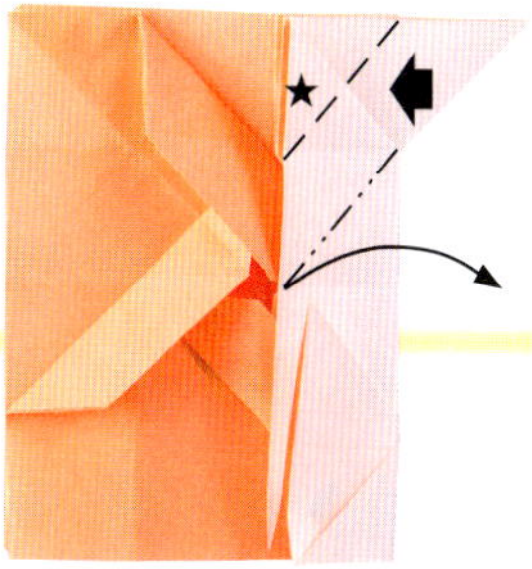

★のところを、三角に折りつぶす。11 で折ったところをもどす。

13

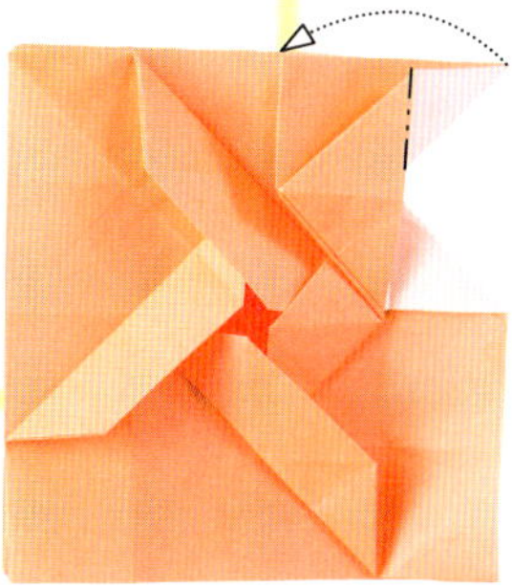

三角をうしろへ折る。

14

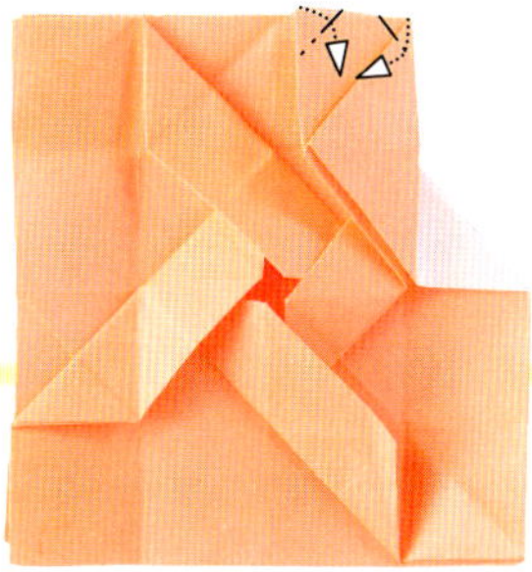

図の２か所の角を、うしろへ折る。

15

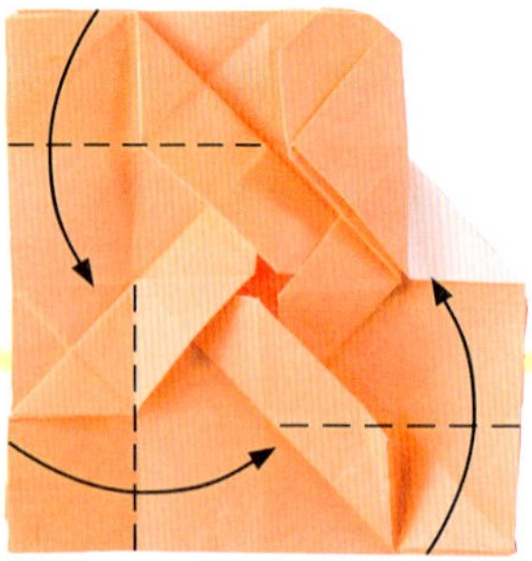

ほかの３か所も、11～14のように折る。

16

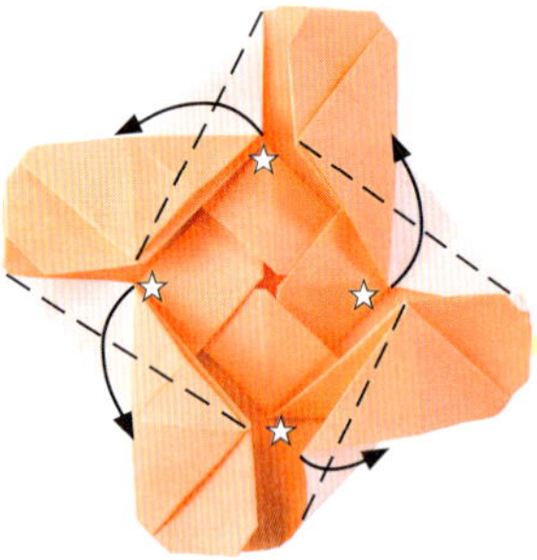

☆の角を、外がわに折る。

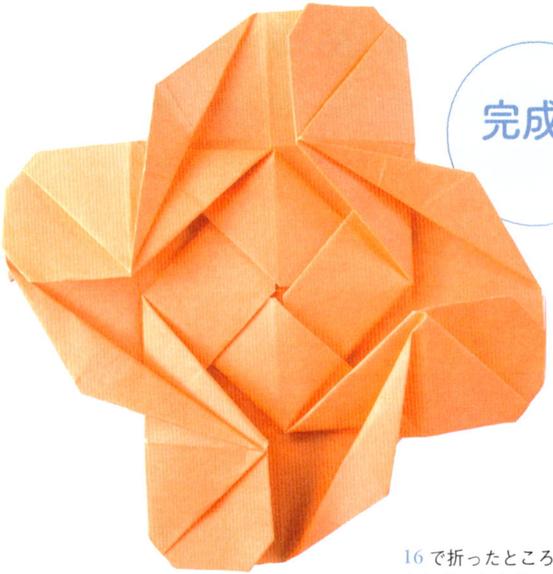

完成！

16で折ったところは、
少しういたようになる。

夏の花でアレンジ

ガーランド

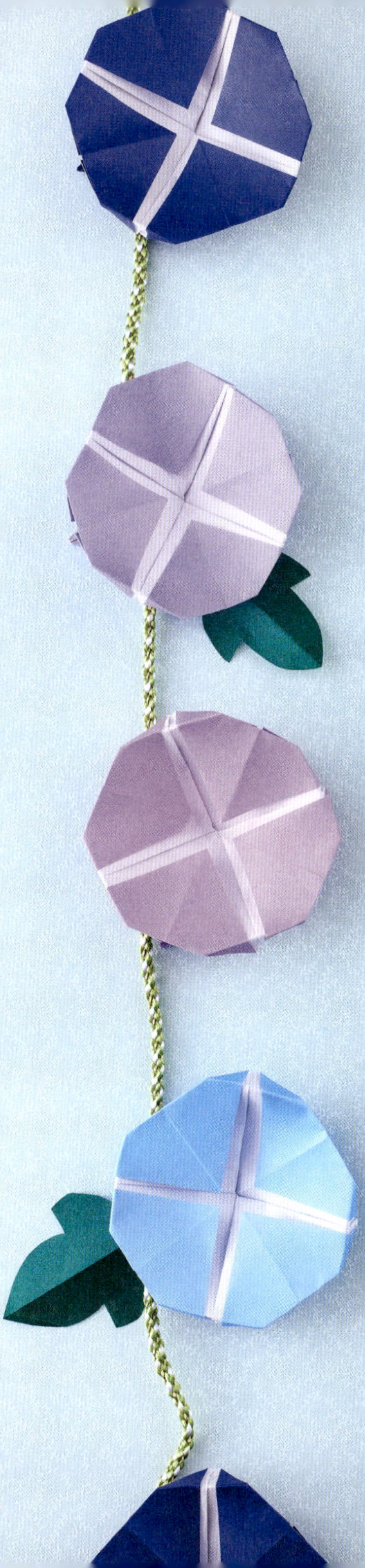

「あさがお（50ページ）」をひもにはれば、かべにかざるガーランドのできあがり！　葉を切って、はってみてもかわいらしいです。青や水色、うすむらさきのおりがみで作れば、涼しげな見ためになります。

秋の花

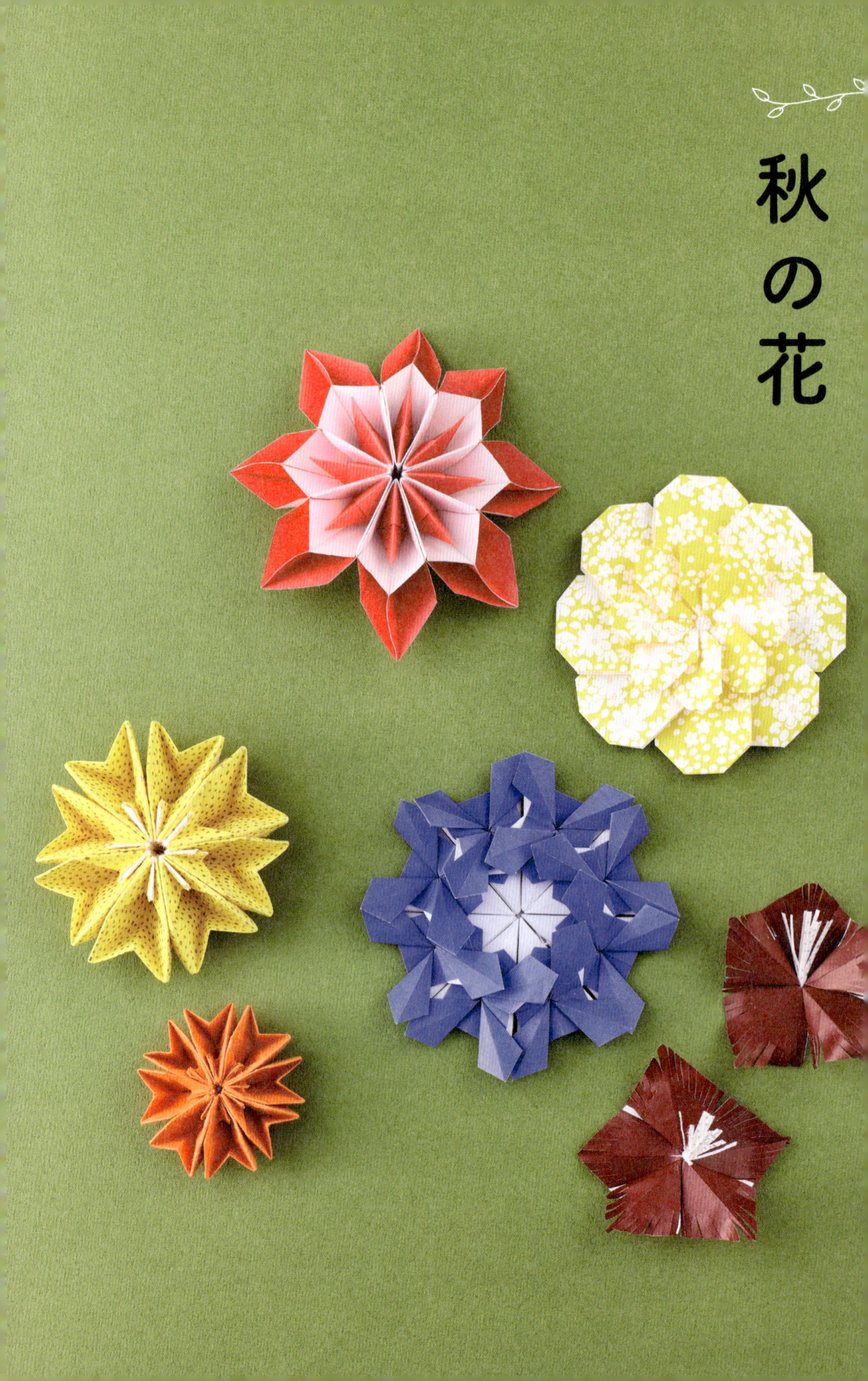

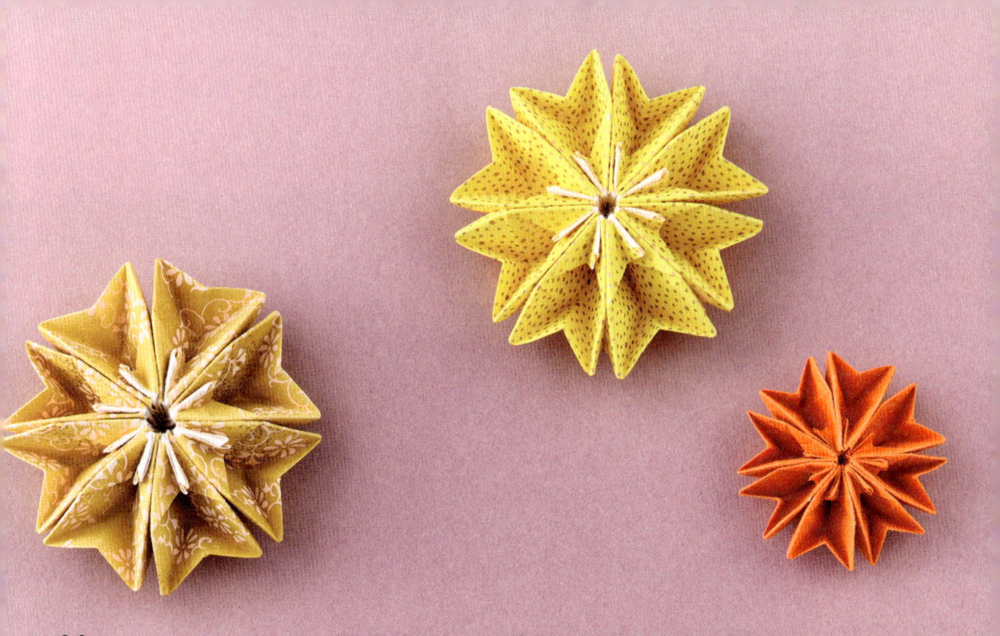

菊

使用するおりがみ　7.5㎝× 7.5㎝のおりがみ８枚

1

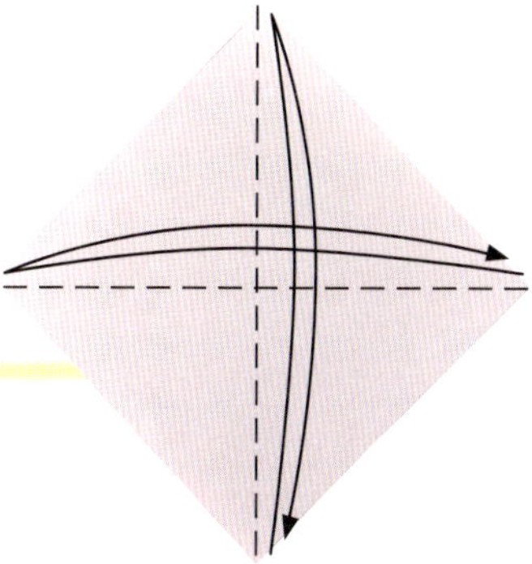

たて、よこに折りすじをつける。

2

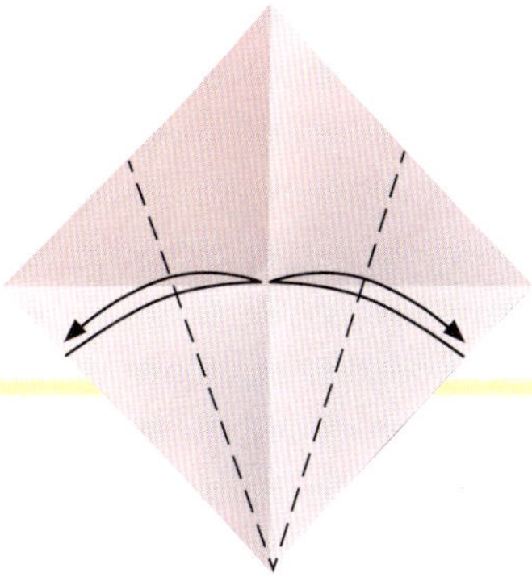

左右の下の辺を、まん中に合わせて、折りすじをつける。

3

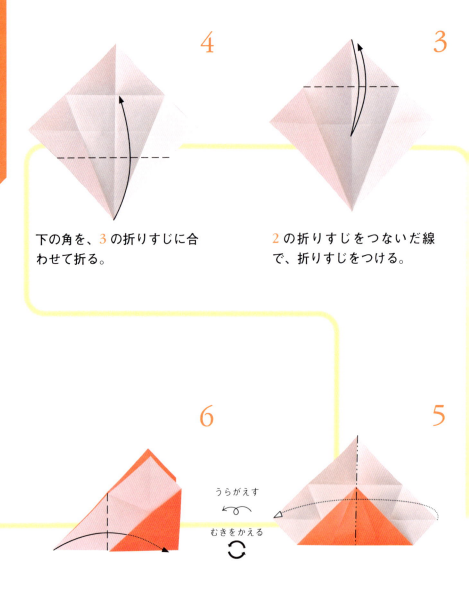

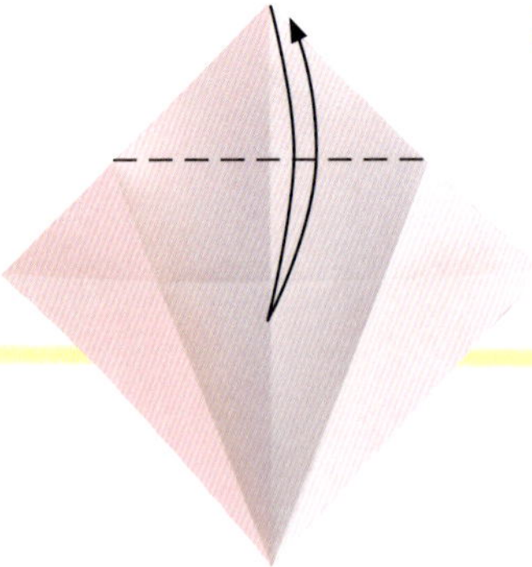

2 の折りすじをつないだ線で、折りすじをつける。

4

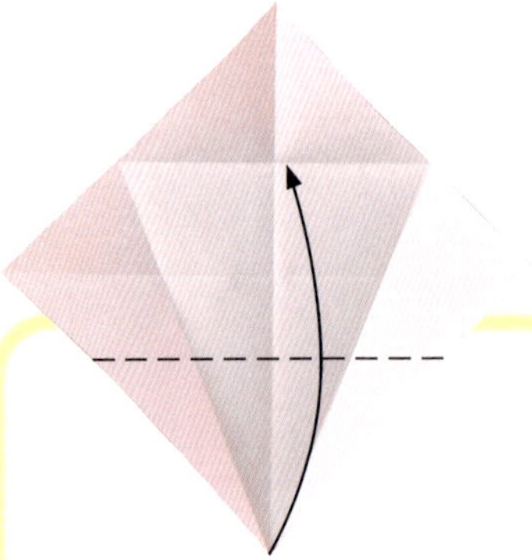

下の角を、3 の折りすじに合わせて折る。

5

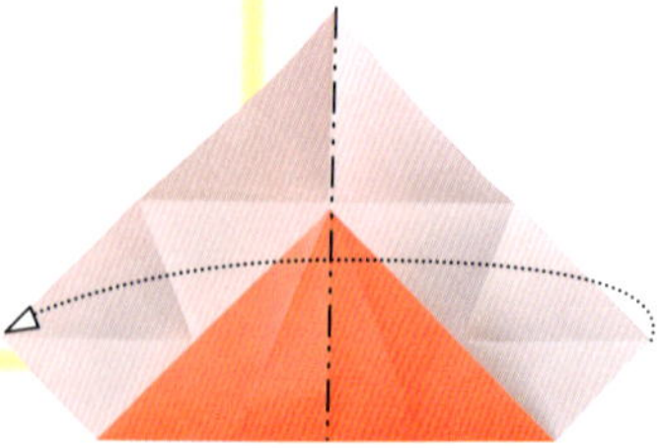

うしろへ半分に折る。

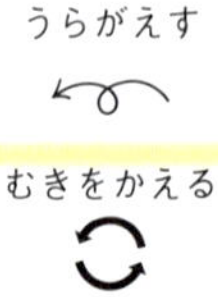

6

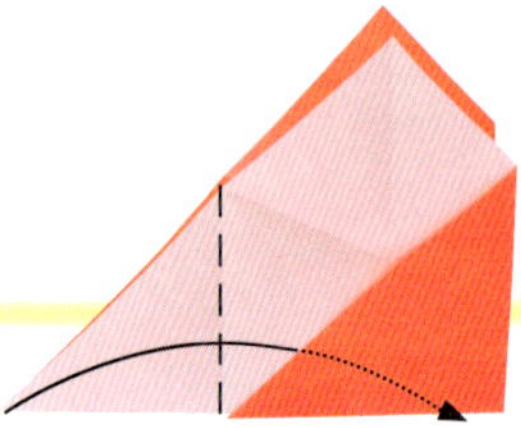

折りすじにそって、左の角を折る。先は、手前がわの1枚の下に入れる。

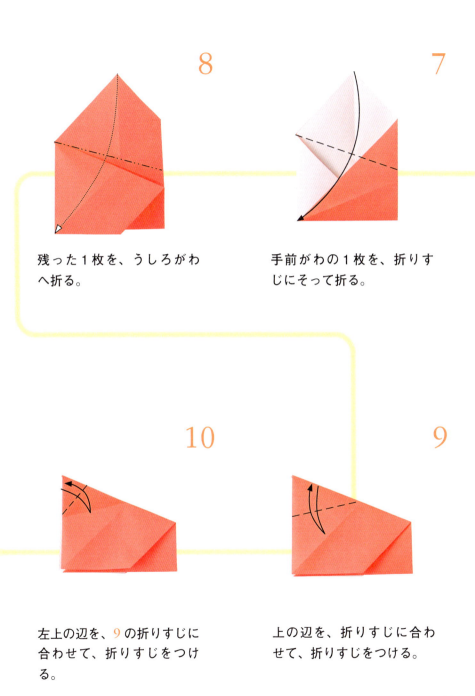

7

手前がわの１枚を、折りすじにそって折る。

8

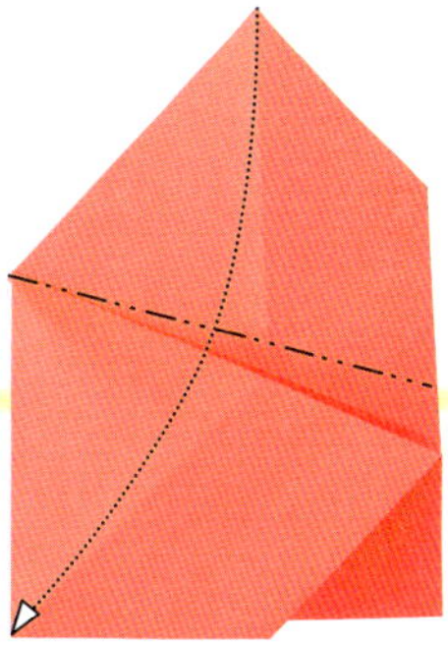

残った１枚を、うしろがわへ折る。

9

上の辺を、折りすじに合わせて、折りすじをつける。

10

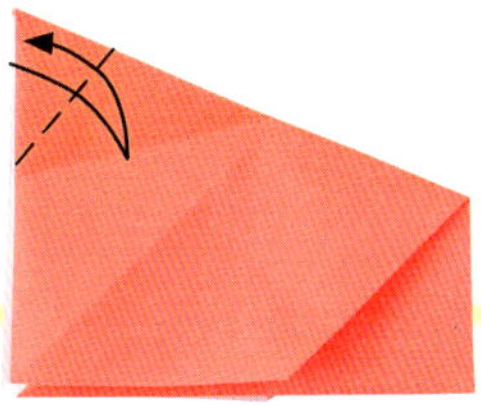

左上の辺を、9の折りすじに合わせて、折りすじをつける。

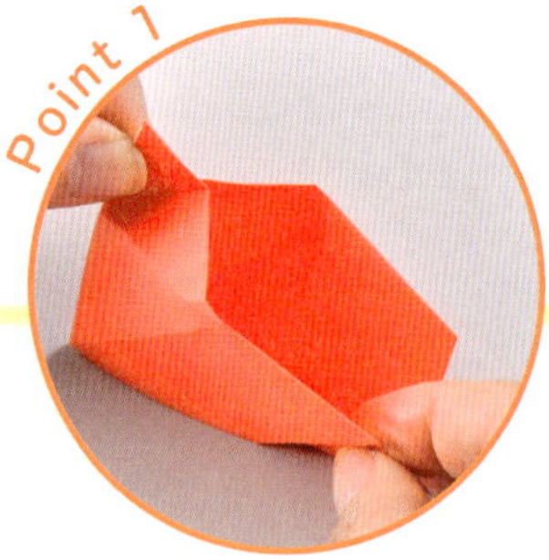

折りこんでいるところ。

11

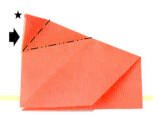

★のところをつまんで、内がわへ折りこむ。

12

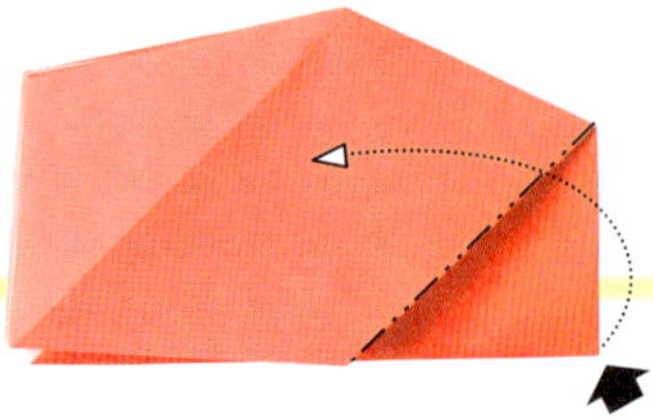

右下の角を、内がわへ折りこむ。

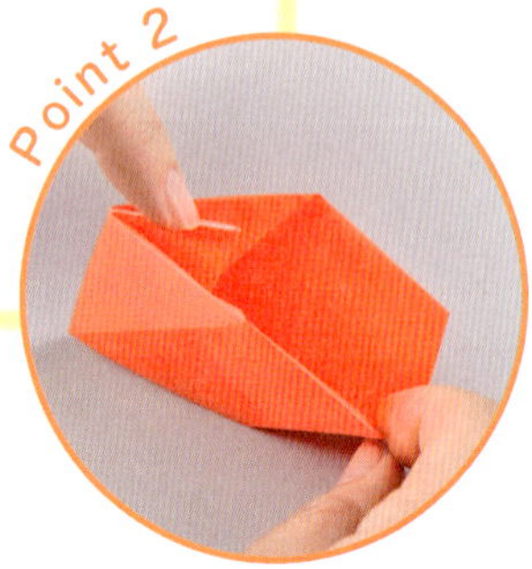

さらに折りこんだところ。

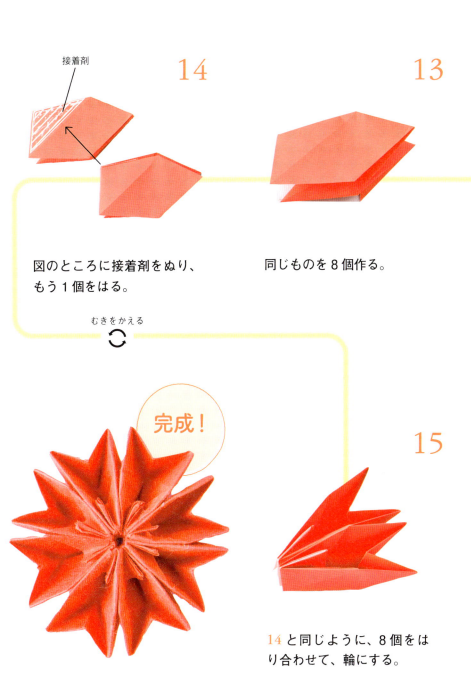

13

同じものを８個作る。

14

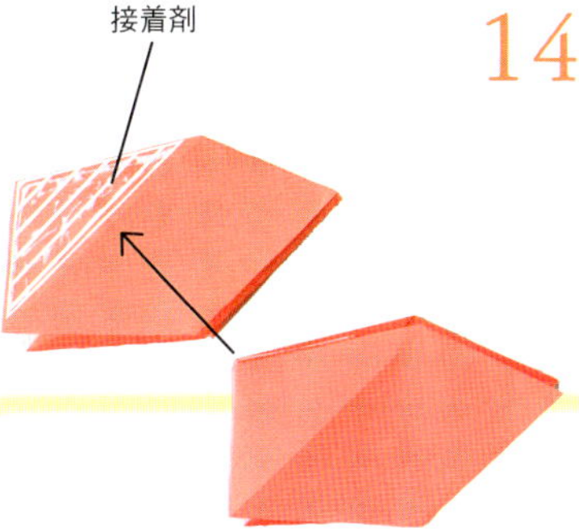

図のところに接着剤をぬり、
もう１個をはる。

むきをかえる

15

14 と同じように、８個をはり合わせて、輪にする。

完成！

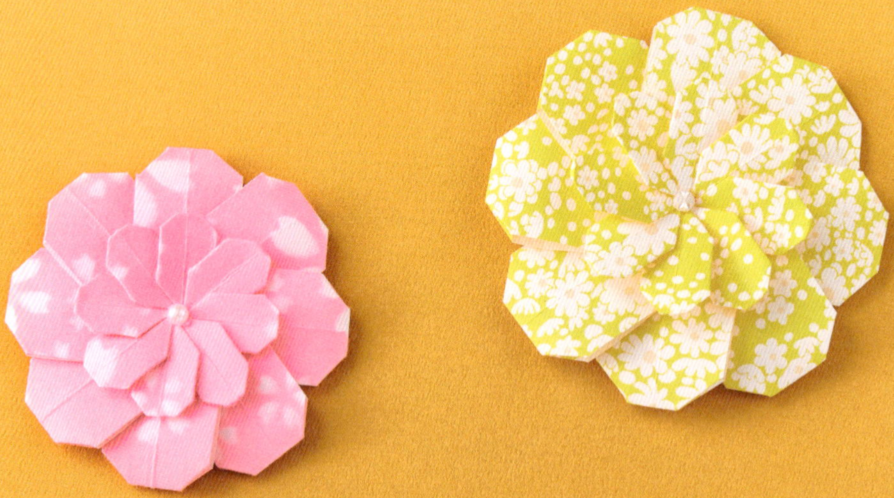

ガーベラ

使用するおりがみ　15㎝× 3.75㎝のおりがみ 8 枚

1

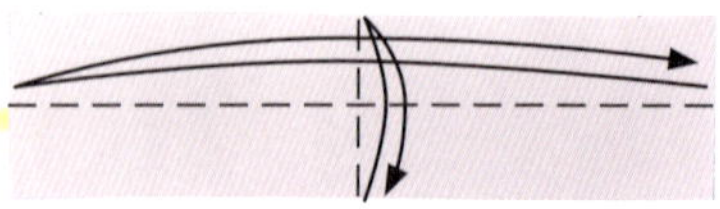

たて、よこに折りすじをつける。

2

よすみを、1 の折りすじに合わせて折る。

3

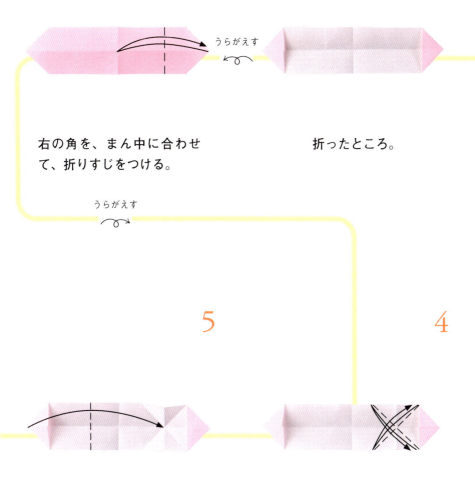

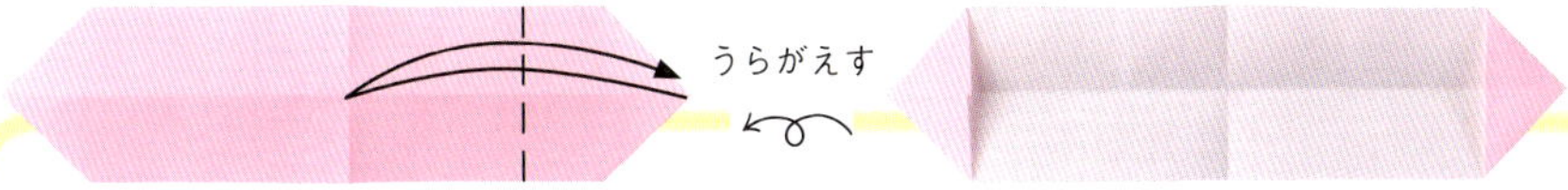

右の角を、まん中に合わせて、折りすじをつける。

折ったところ。

うらがえす

4

3 の折りすじに合わせて、ななめに折りすじをつける。

5

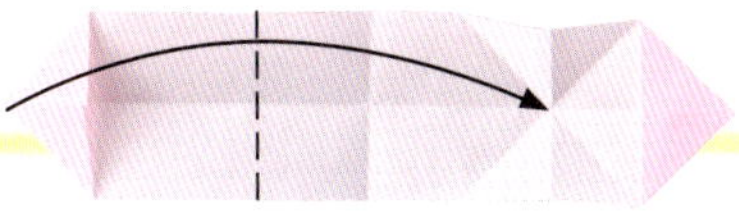

左の角を、4 の折りすじの交点に合わせて折る。

Point
折りたたんでいる
ところ

6

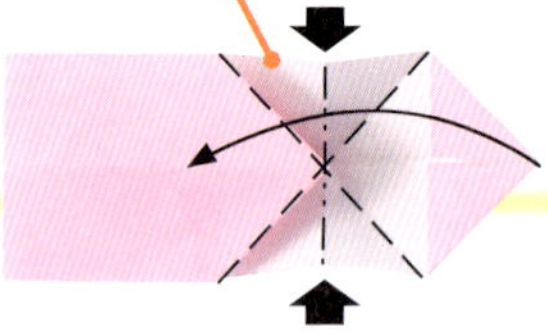

右がわを、折りすじにそって、四角に折りたたむ。

7

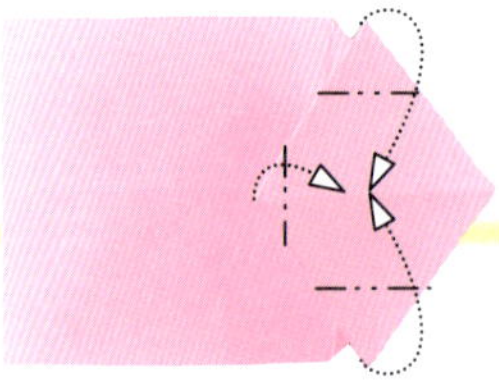

四角の3つの角を、うしろがわへ折る。

8

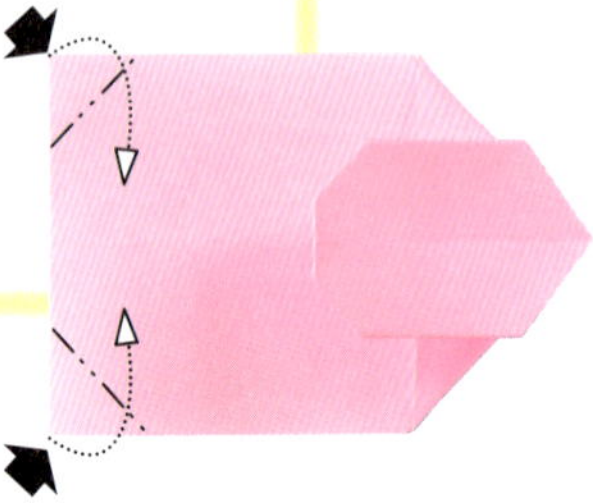

左の上下の角を、折りすじをつけて、内がわに折りこむ。

9

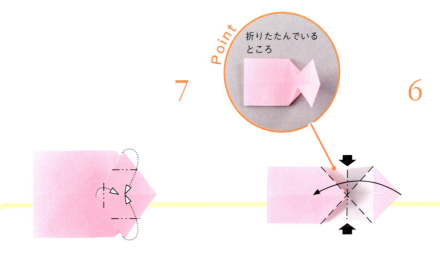

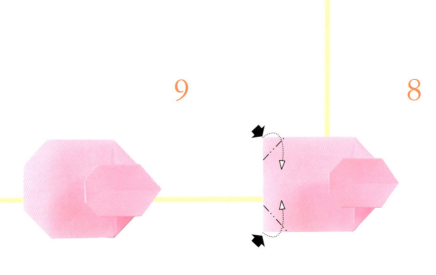

同じものを8個作る。

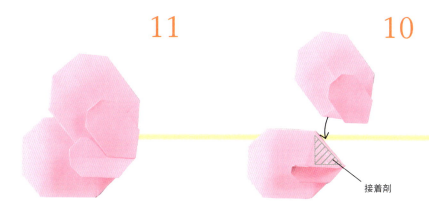

10

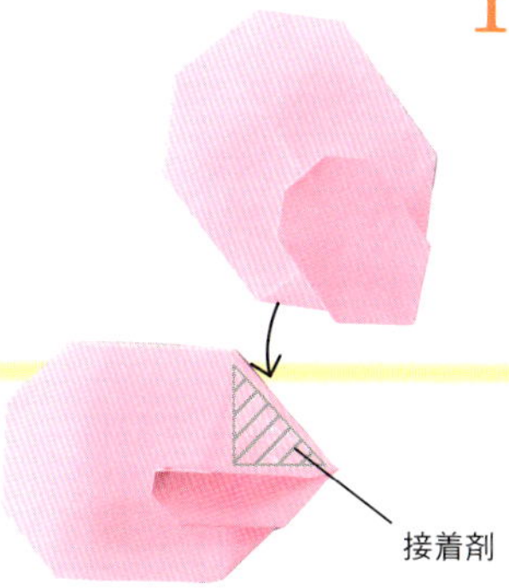

手前がわの１枚をめくって、接着剤をぬる。もう１個をはさんで、はる。

11

10 と同じように、8 個をはり合わせて、輪にする。

完成！

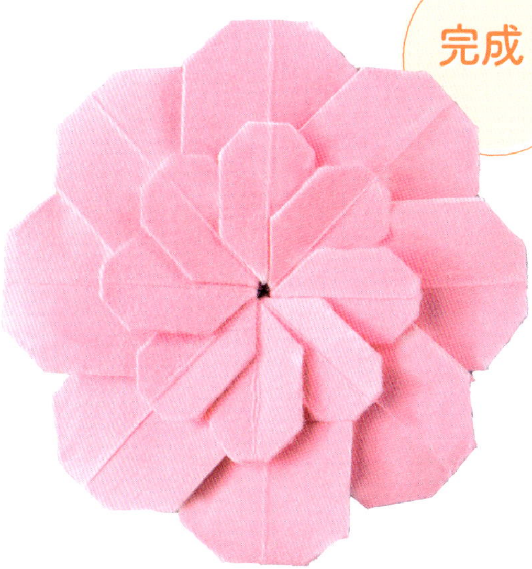

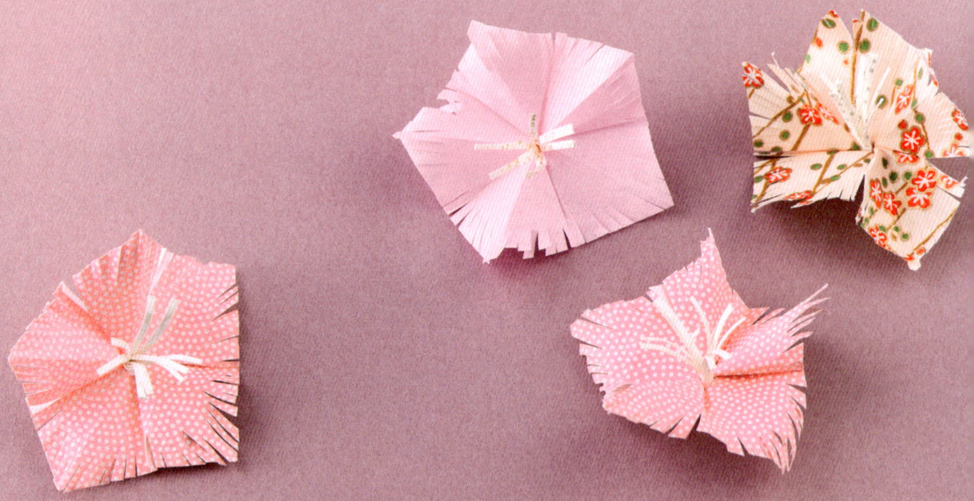

なでしこ

使用するおりがみ
花　7.5cm× 7.5cmのおりがみ１枚
芯　5cm× 1.5cmのおりがみ１枚

花

1

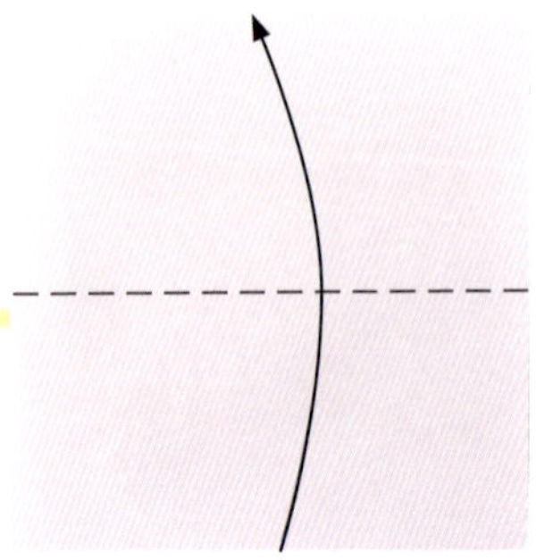

半分に折る。

2

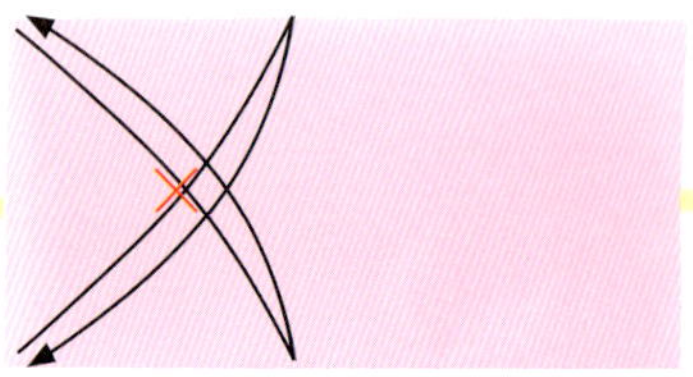

ななめに折りすじをつける。
折りすじは、まん中あたりにだけつける。

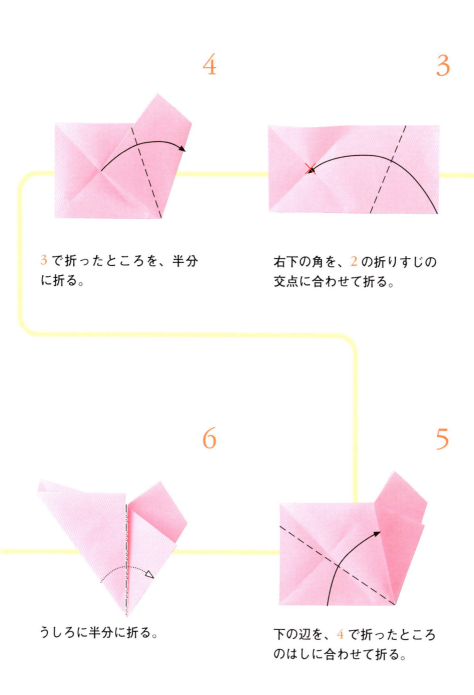

3

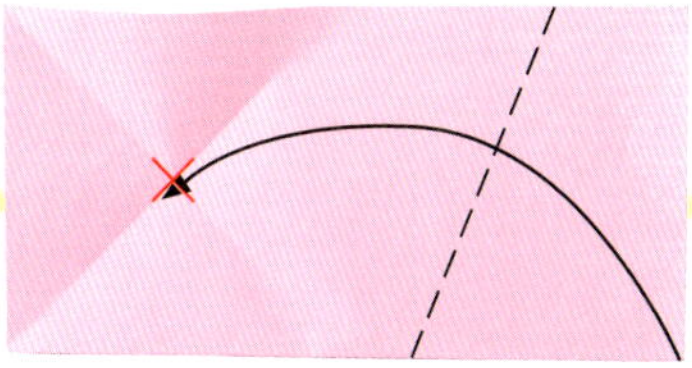

右下の角を、2の折りすじの交点に合わせて折る。

4

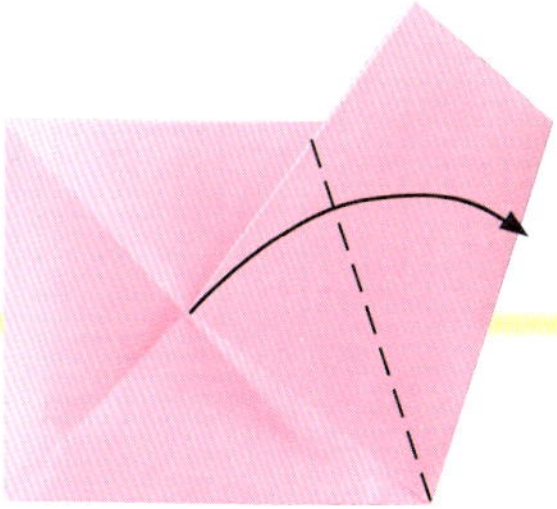

3で折ったところを、半分に折る。

5

下の辺を、4で折ったところのはしに合わせて折る。

6

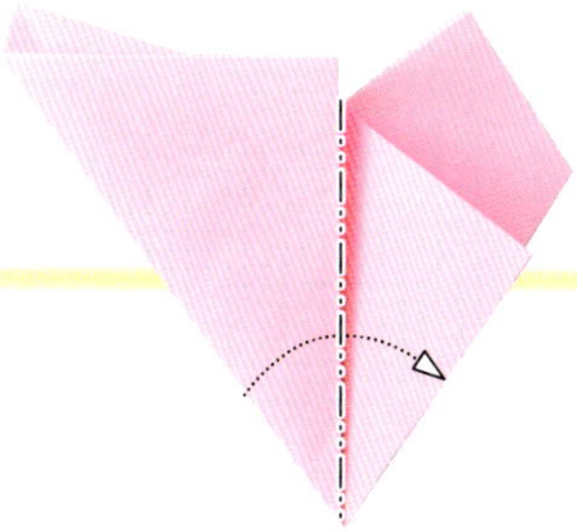

うしろに半分に折る。

7

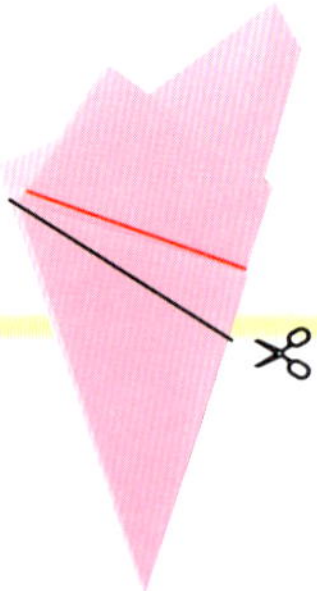

図のところで切りはなして、広げる。このとき、赤の線よりも、少しふかめに切る。

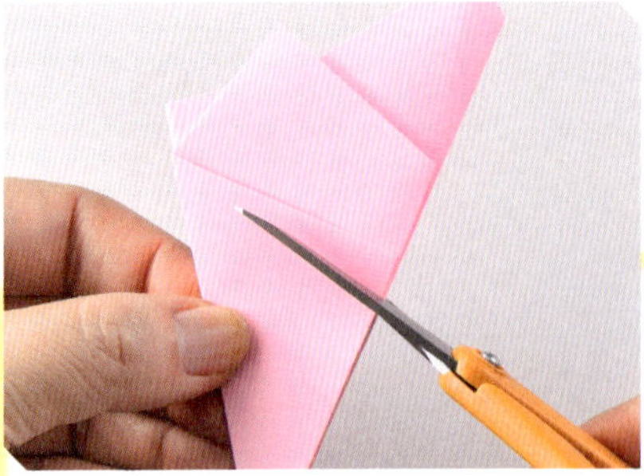

切りはなしているところ。

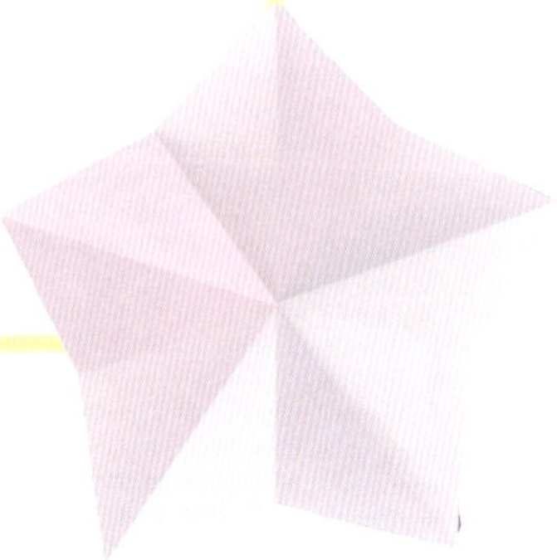

広げたところ。

うらがえす

8

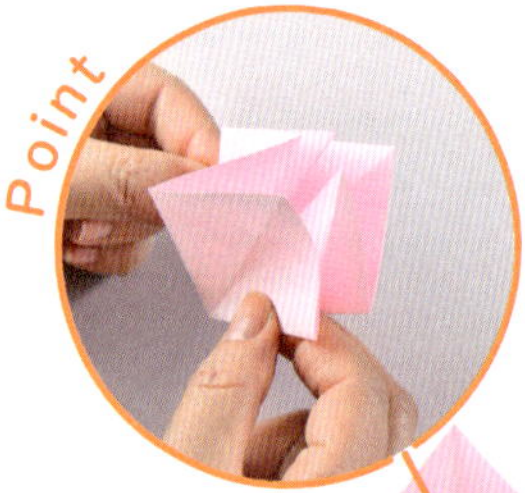

折りたたんで
いるところ

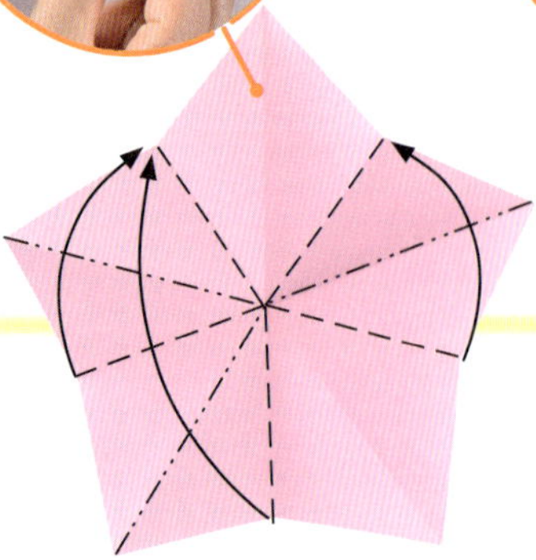

折りすじにそって、折りたたむ。折りすじを、きつめにつけると折りやすい。

9

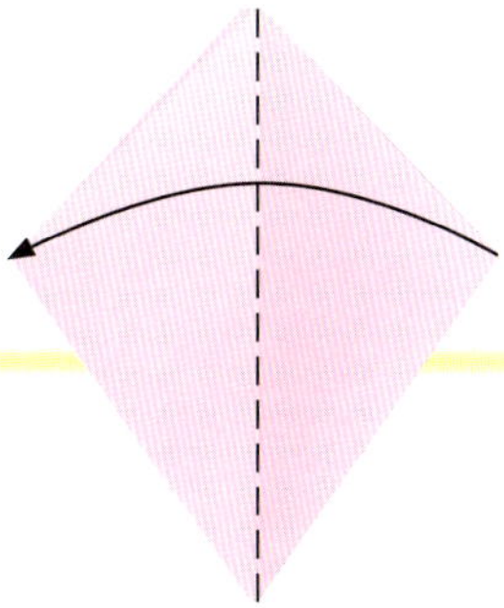

半分に折る。

10

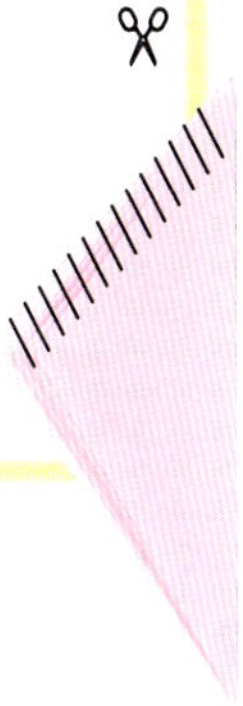

図のように、2～3㎜幅で、1㎝ほどの切りこみを入れる。

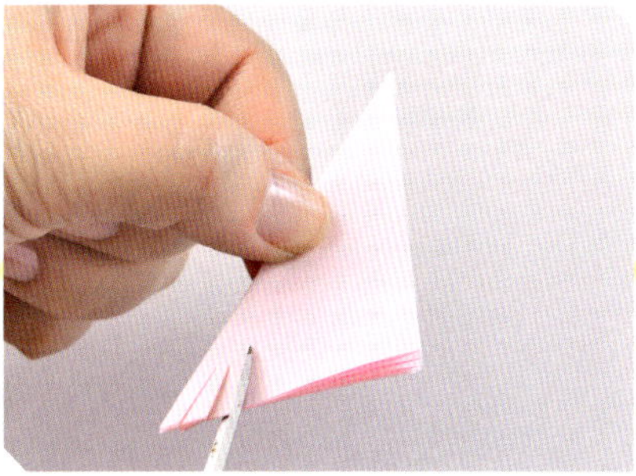

切りこみを入れているところ。

11

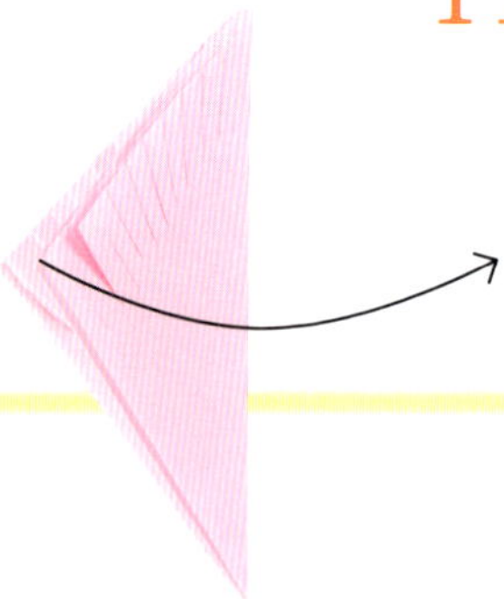

9 の形まで広げる。

12

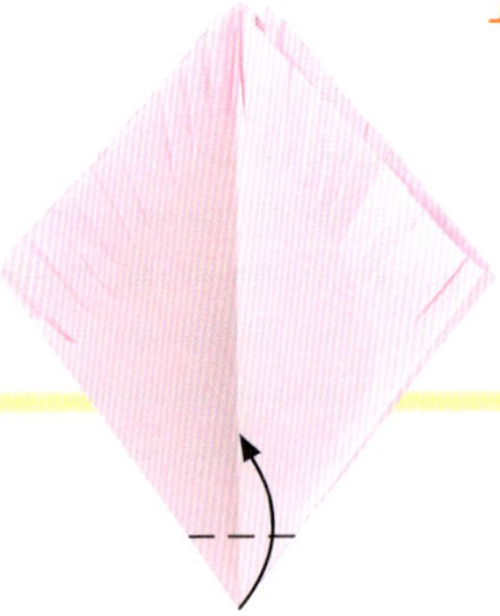

下の角を、5㎜ほど折りあげる。

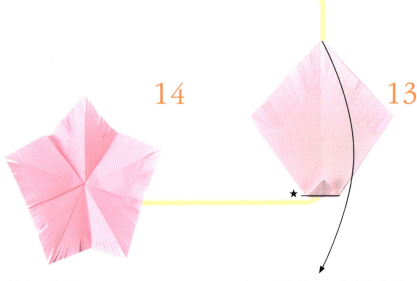

13

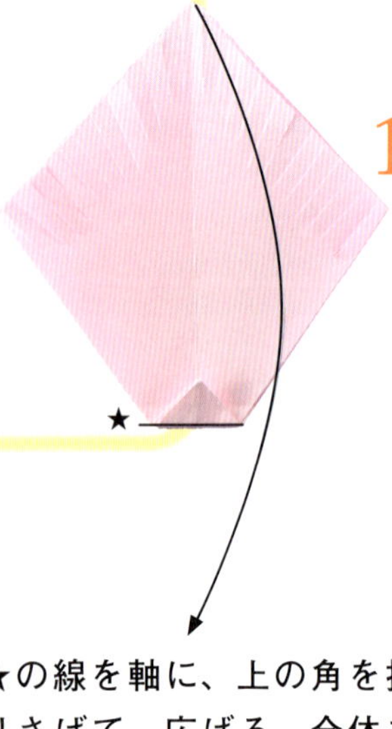

★の線を軸に、上の角を折りさげて、広げる。全体をたいらにつぶす。

14

「花」の完成。

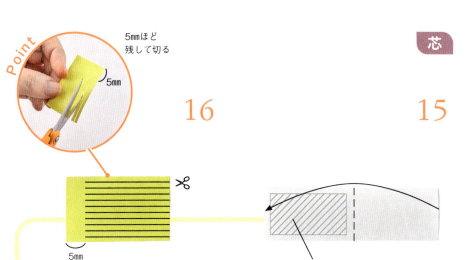

15

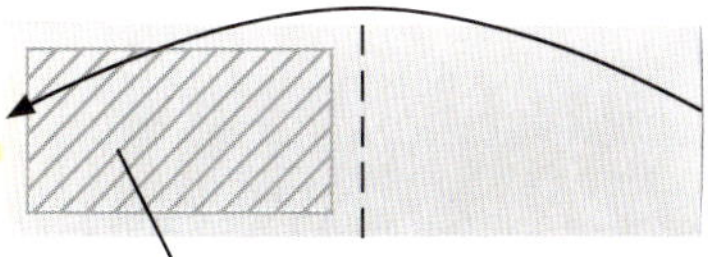

半分に折って、接着剤ではり合わせる。

16

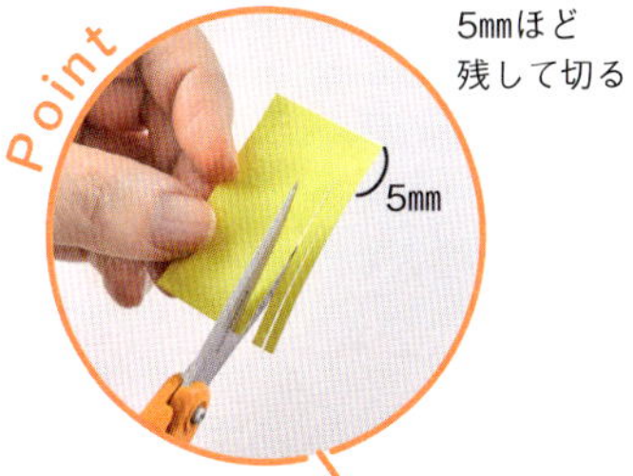

1～2mm幅で切りこみを入れる。このとき、15で折ったがわを切る。

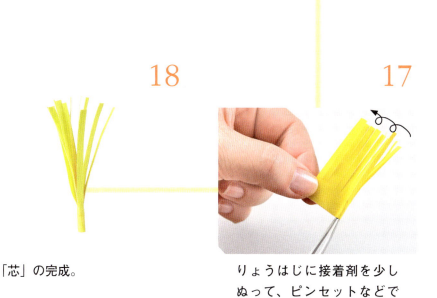

17

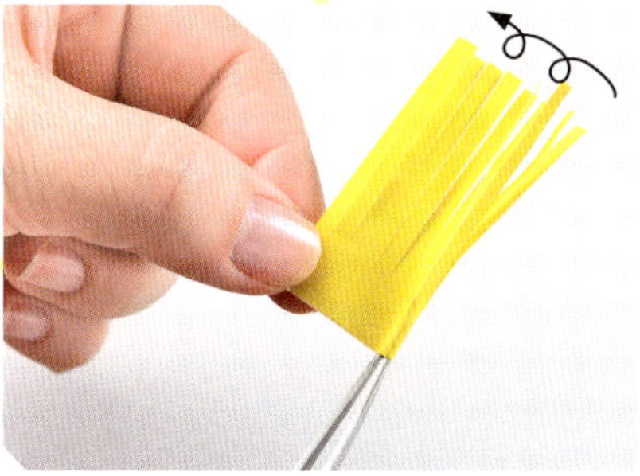

りょうはじに接着剤を少しぬって、ピンセットなどでつまんで、まく。

18

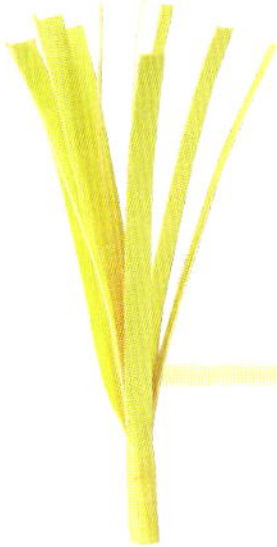

「芯」の完成。

19

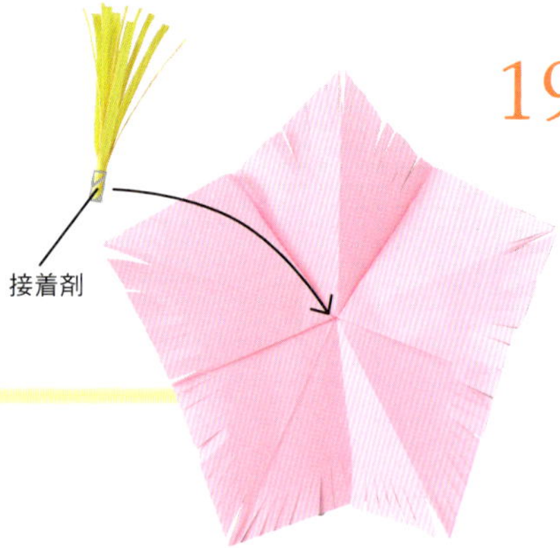

「芯」の下に接着剤をぬって、「花」のまん中にさしこむ。

20

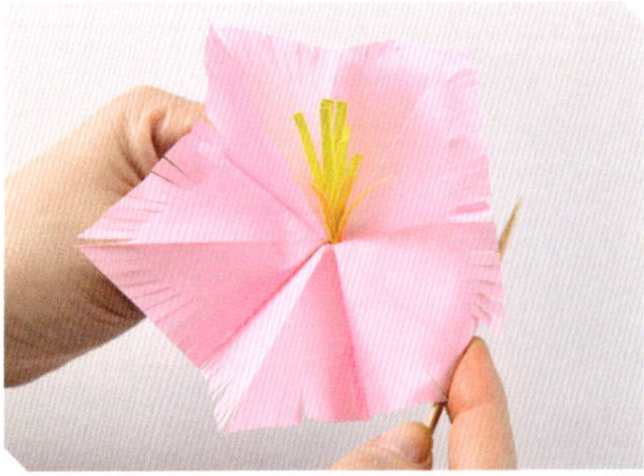

竹ぐしなどで、「花」や「芯」をカールさせて、形をととのえる。

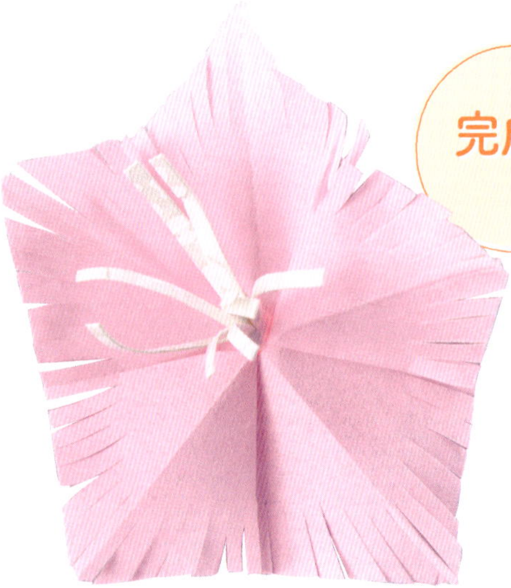

完成！

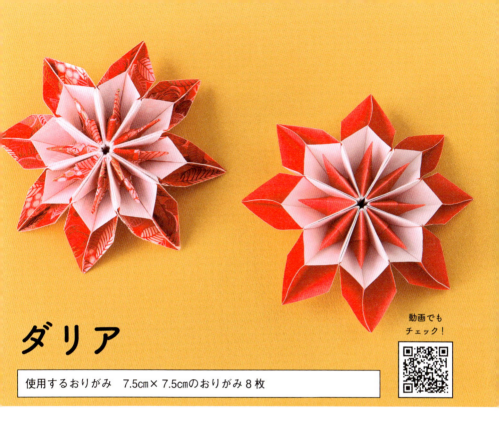

ダリア

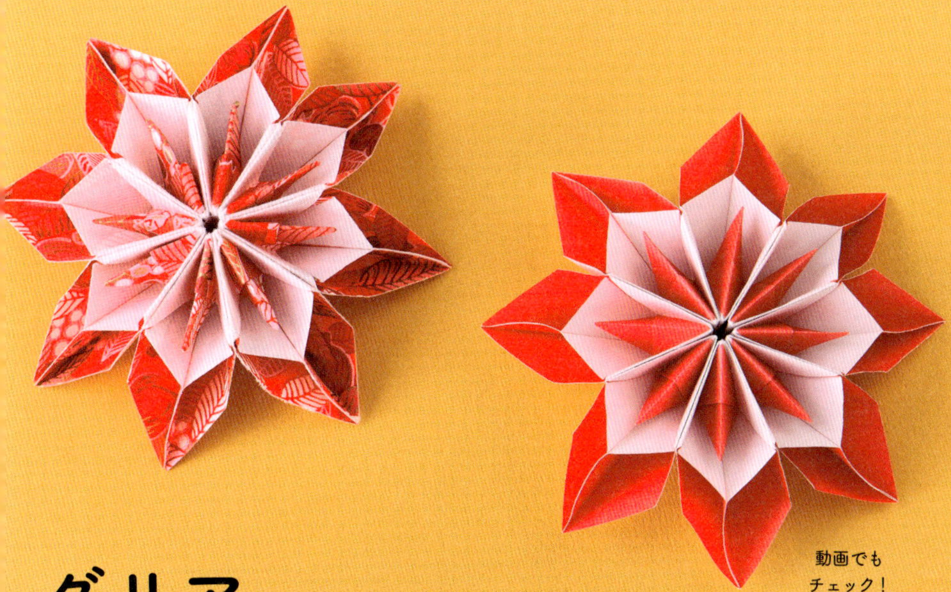

使用するおりがみ　7.5㎝× 7.5㎝のおりがみ 8 枚

動画でも
チェック！

1

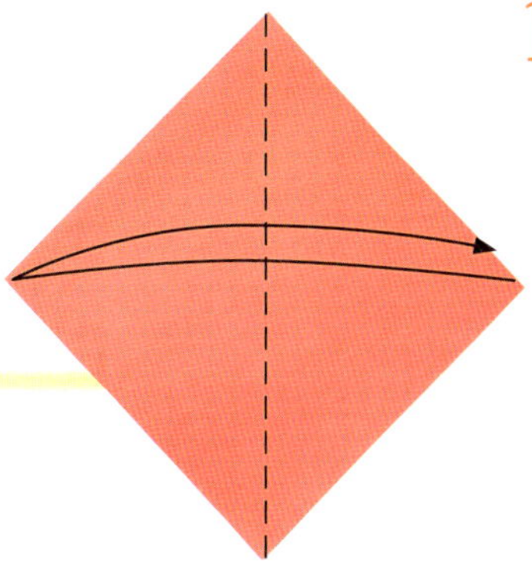

たてに折りすじをつける。

2

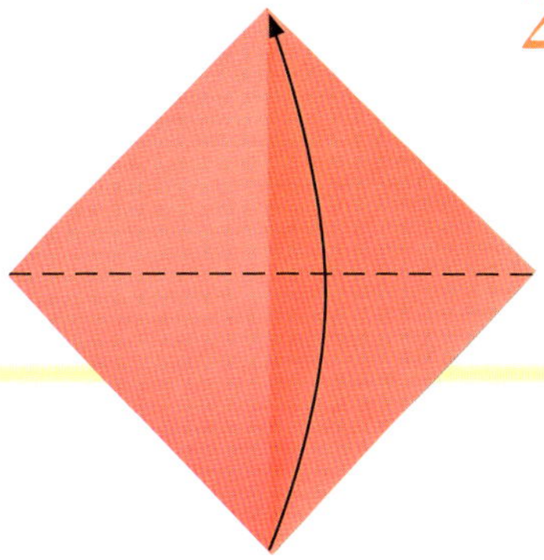

半分に折る。

3

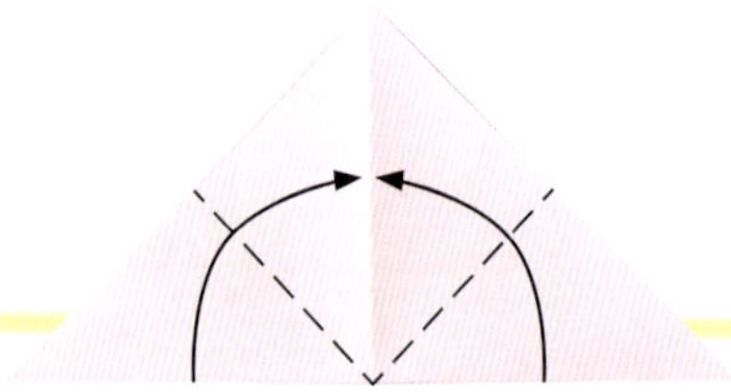

左右の下の辺を、まん中に合わせて折る。

4

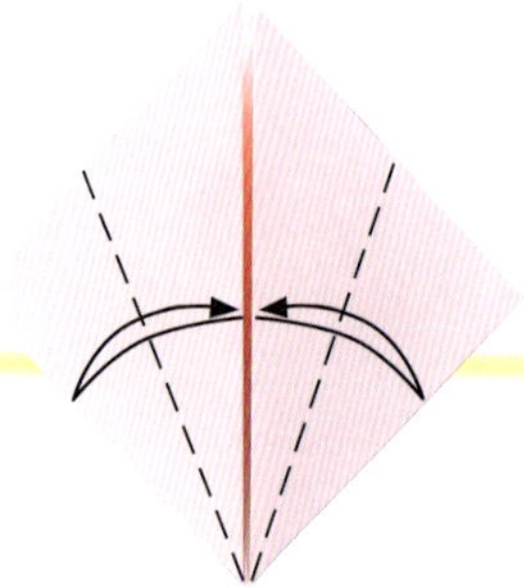

前がわの1枚のまん中の辺を、左右の下の辺に合わせて、折りすじをつける。

5

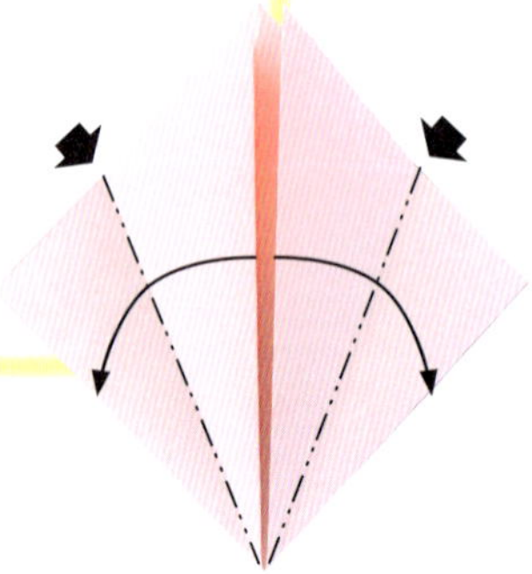

折りすじにそって、左右の三角を折りつぶす。3の形まで広げる。

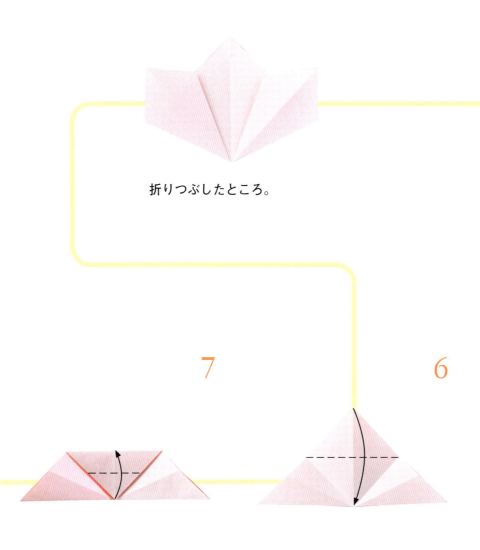

折りつぶしたところ。

6

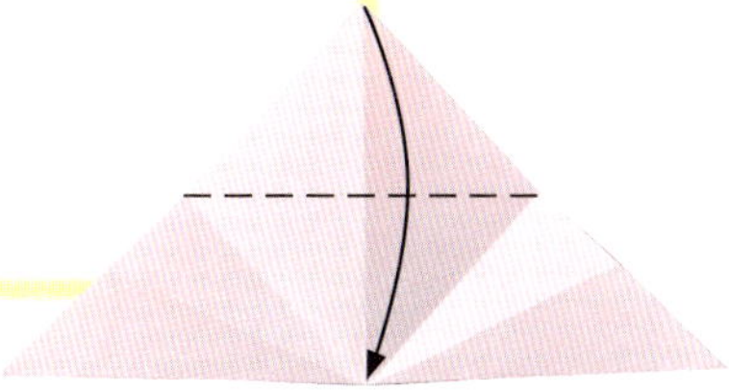

半分に折る。

7

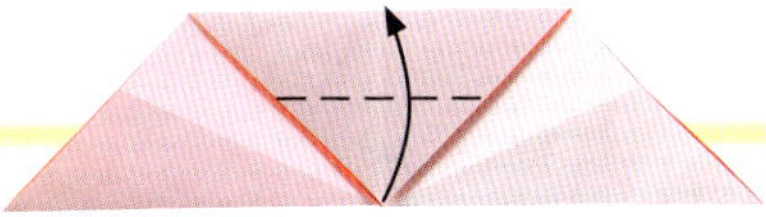

手前がわの１枚を、上の辺に合わせて折りあげる。

8

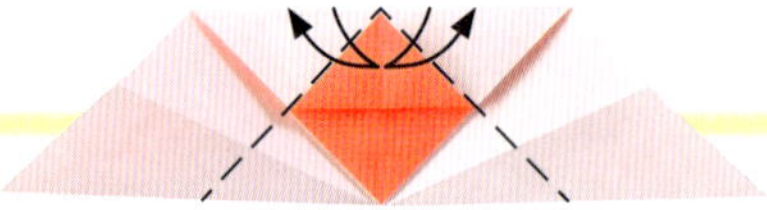

左右の上の辺を、まん中に合わせて、折りすじをつける。

Point
折りつぶしている
ところ

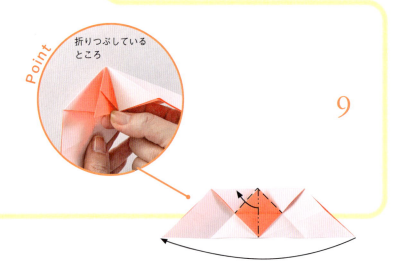

9

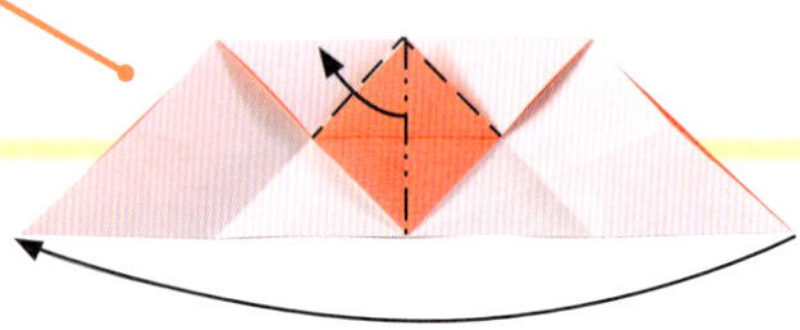

上がわの三角部分を、折りつぶしながら、半分に折る。

10

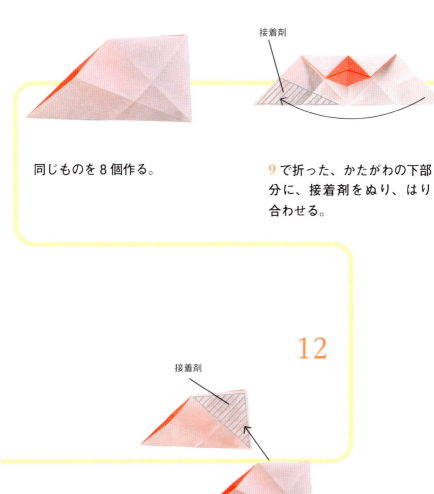

9 で折った、かたがわの下部分に、接着剤をぬり、はり合わせる。

11

同じものを8個作る。

12

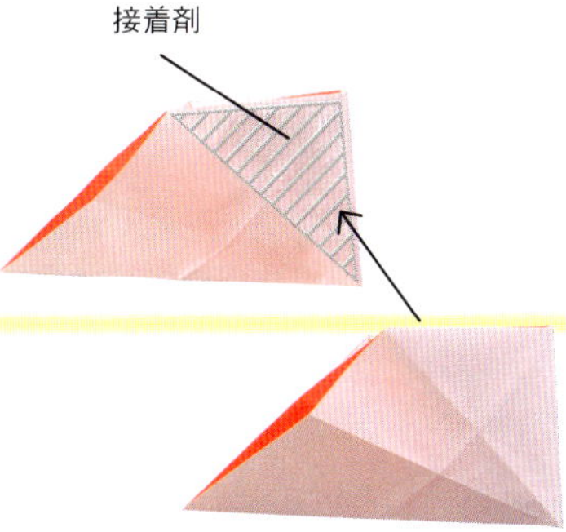

図のところに接着剤をぬり、もう1個をはる。

13

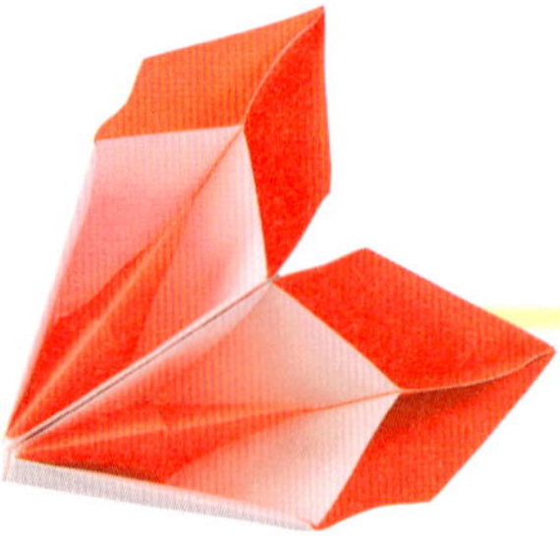

12 と同じように、8 個をはり合わせて、輪にする。

完成！

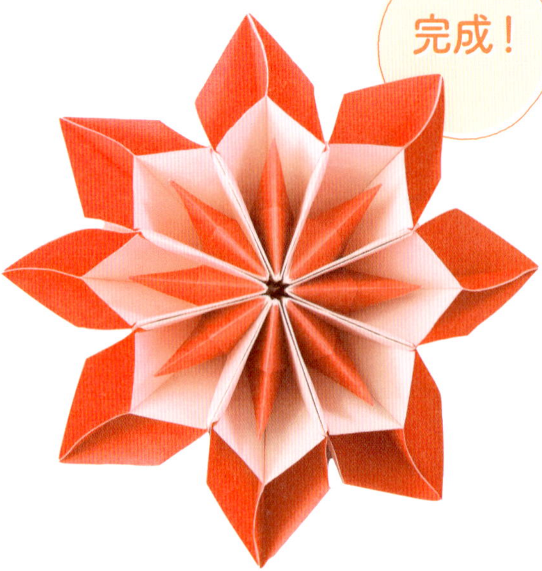

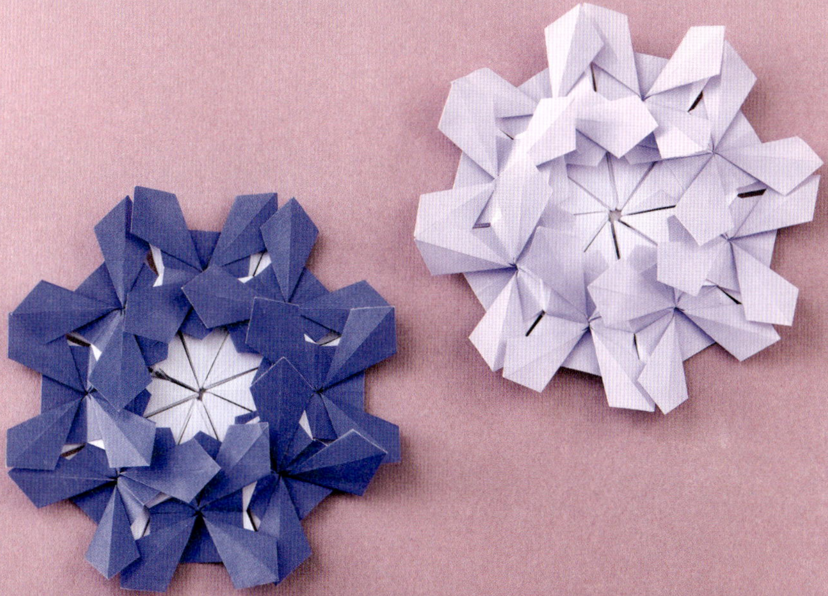

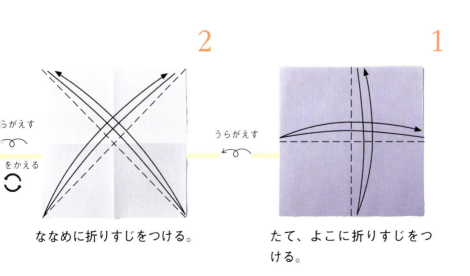

やぐるまそう

使用するおりがみ　7.5㎝× 7.5㎝のおりがみ８枚

1

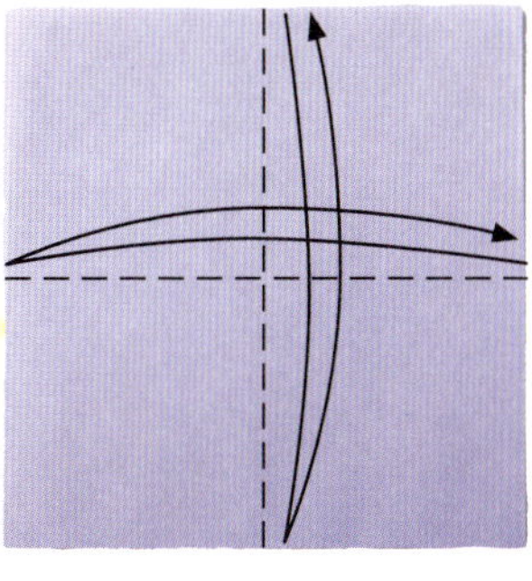

たて、よこに折りすじをつける。

うらがえす

2

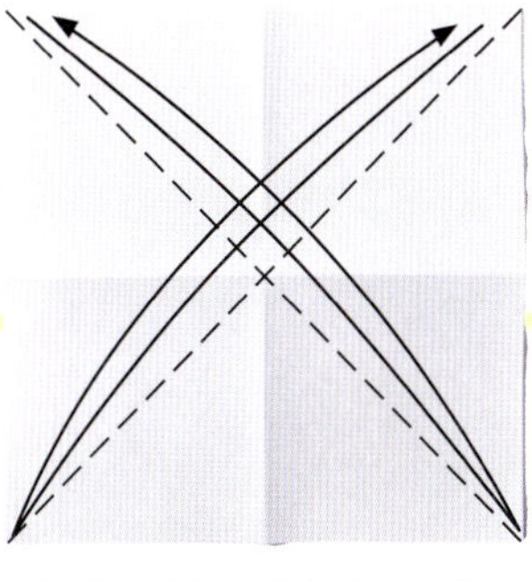

ななめに折りすじをつける。

らがえす

をかえる

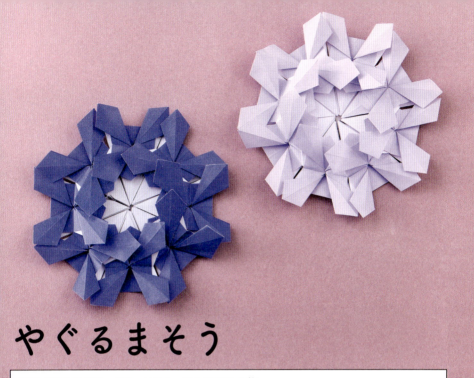

3

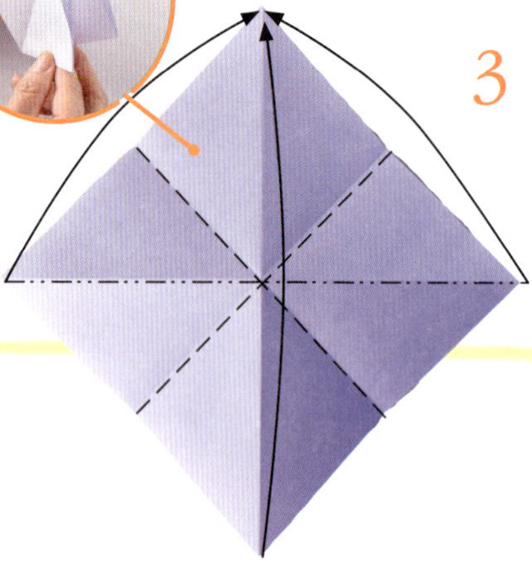

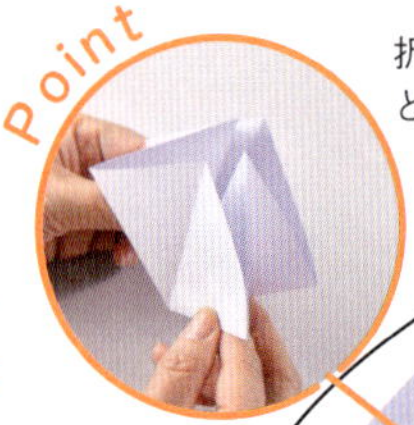

折りたたんでいる
ところ

折りすじにそって、四角に折りたたむ。

4

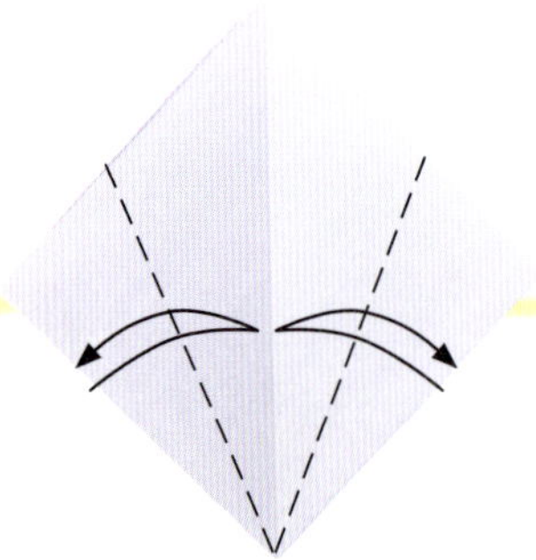

前がわの1枚の、左右の下の辺を、まん中に合わせて、折りすじをつける。うしろがわも同じ。

5

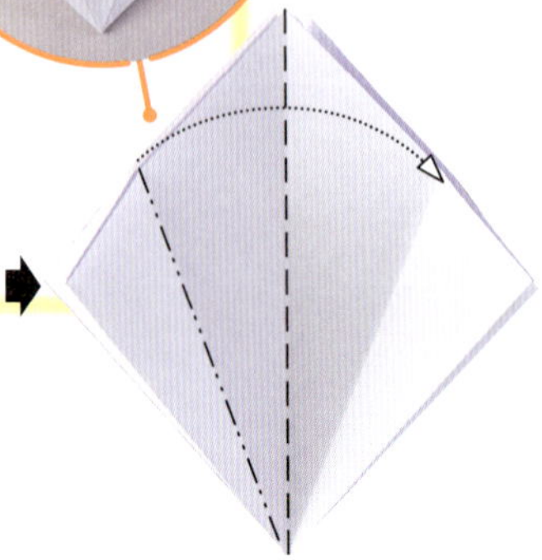

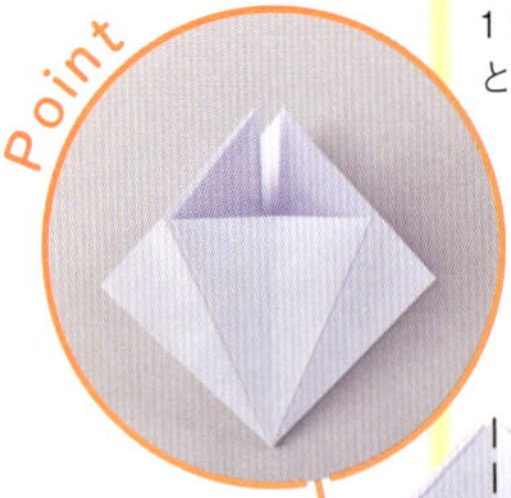

1か所折りつぶした
ところ

手前がわの左の角を、折りつぶす。4か所とも同じ。

6

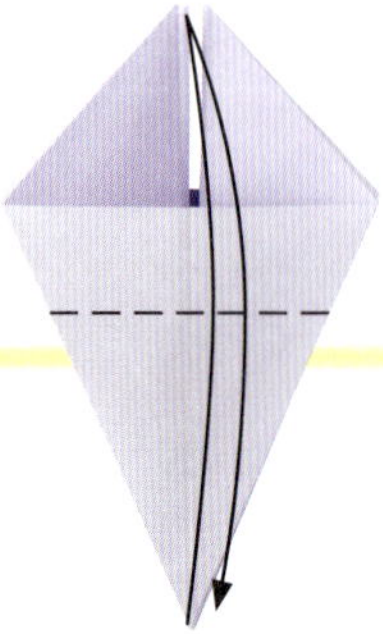

下の角を、上の角に合わせて折って、折りすじをつける。

7

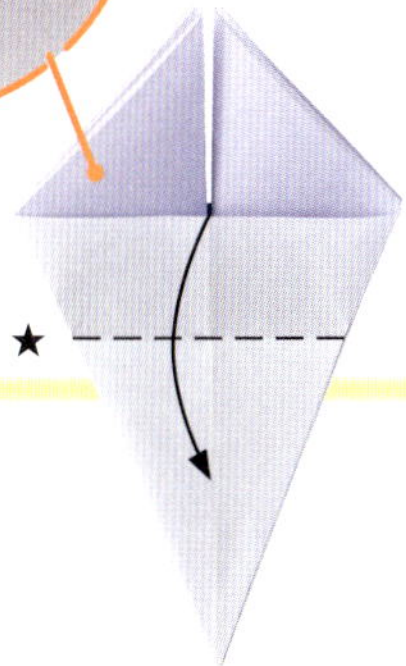

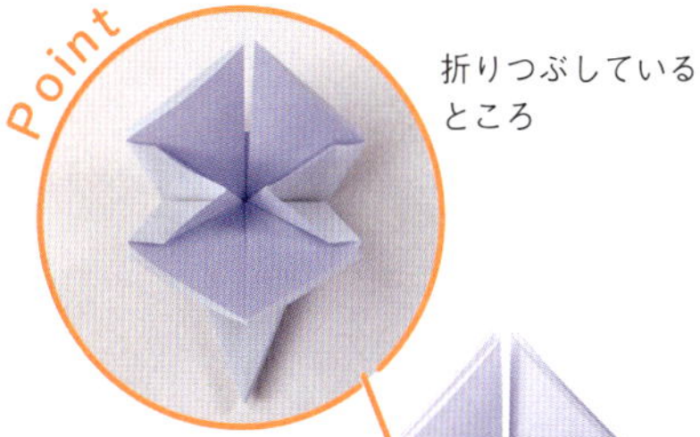

★の線を軸にして、手前がわの１枚を、折りさげる。間のところは、三角に折りつぶす。

8

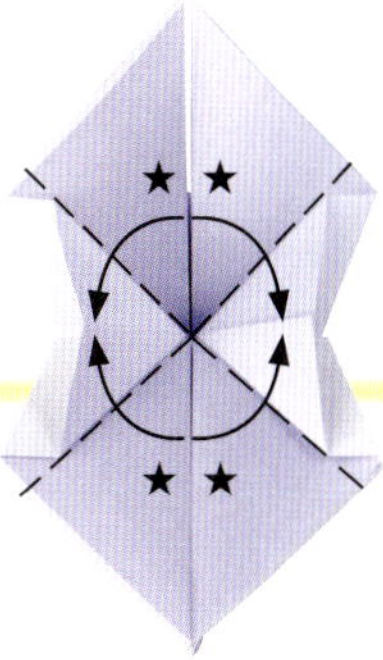

★の三角を、まん中に合わせて折る。

9

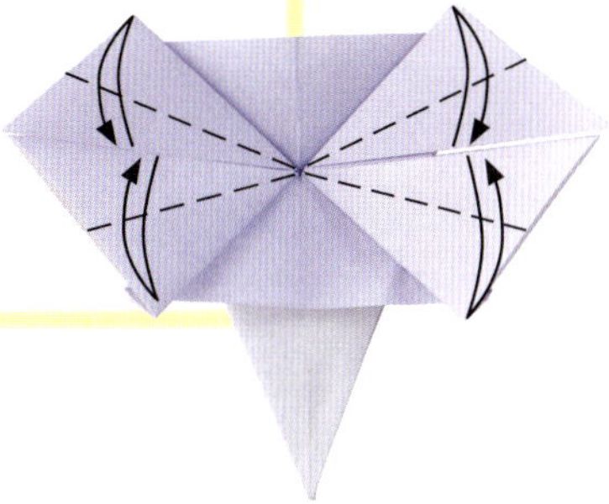

8 で折った三角に半分の折りすじをつける。

10

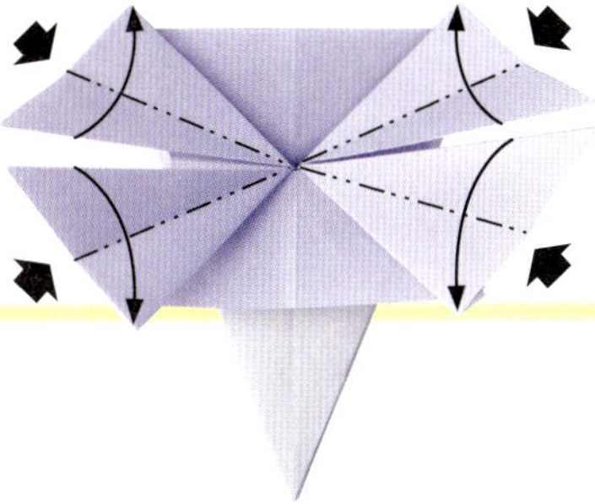

折りすじにそって、三角を折りつぶす。

11

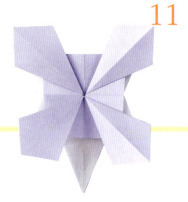

同じものを8個作る。

12

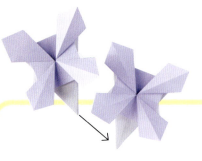

先を合わせて、うらをテープではる。

13

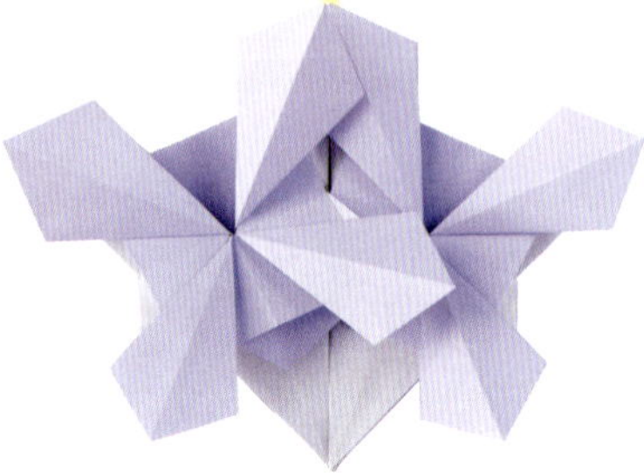

12と同じように、8個をはり合わせて、輪にする。

完成！

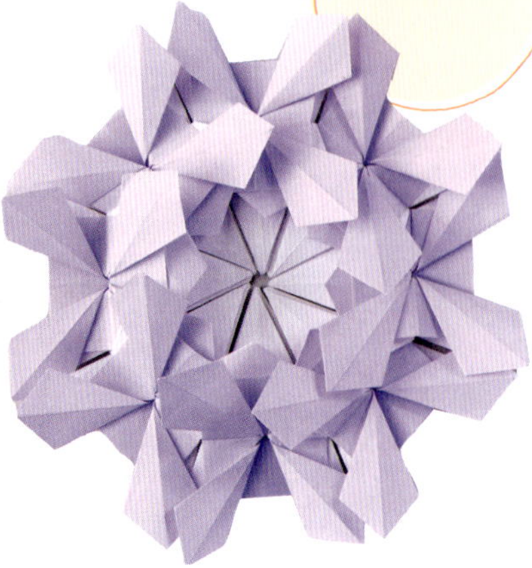

秋の花でアレンジ

ギフトバッグ & ボックス

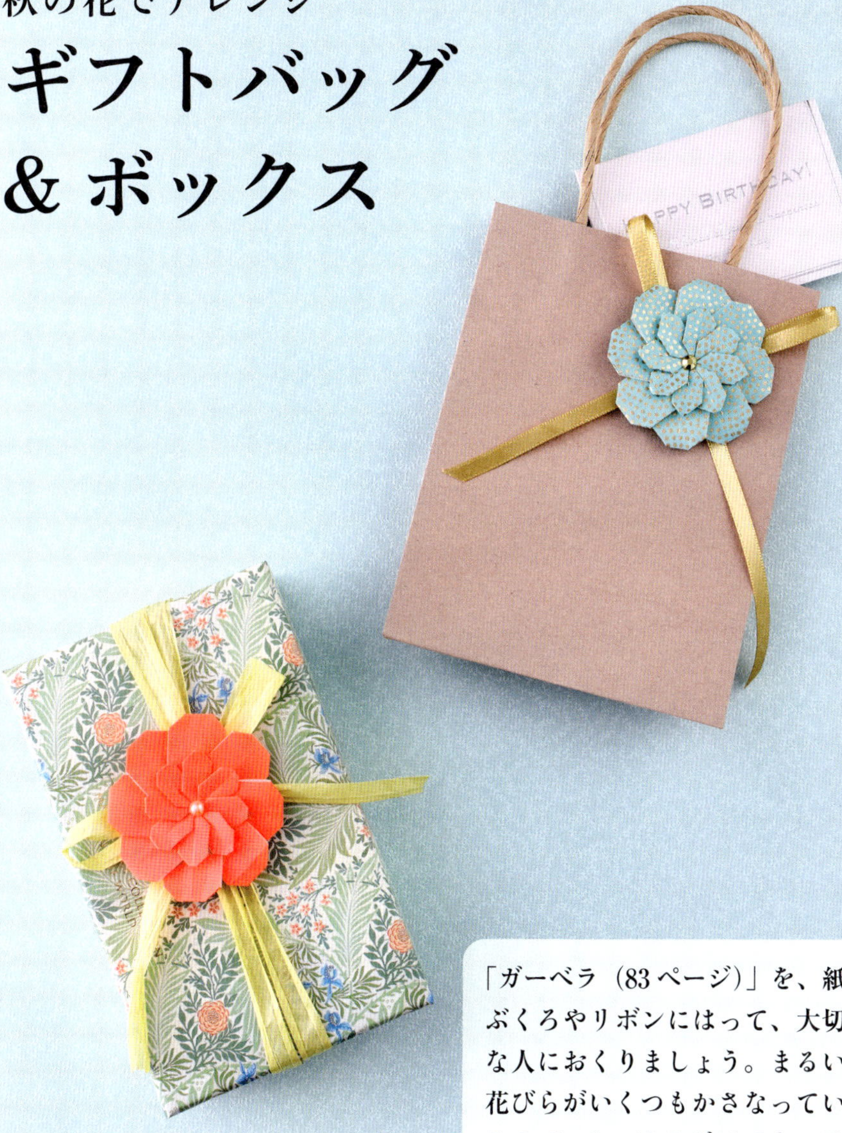

「ガーベラ（83ページ）」を、紙ぶくろやリボンにはって、大切な人におくりましょう。まるい花びらがいくつもかさなっているので、1つはるだけでも、はなやかなふんいきになります。

冬の花

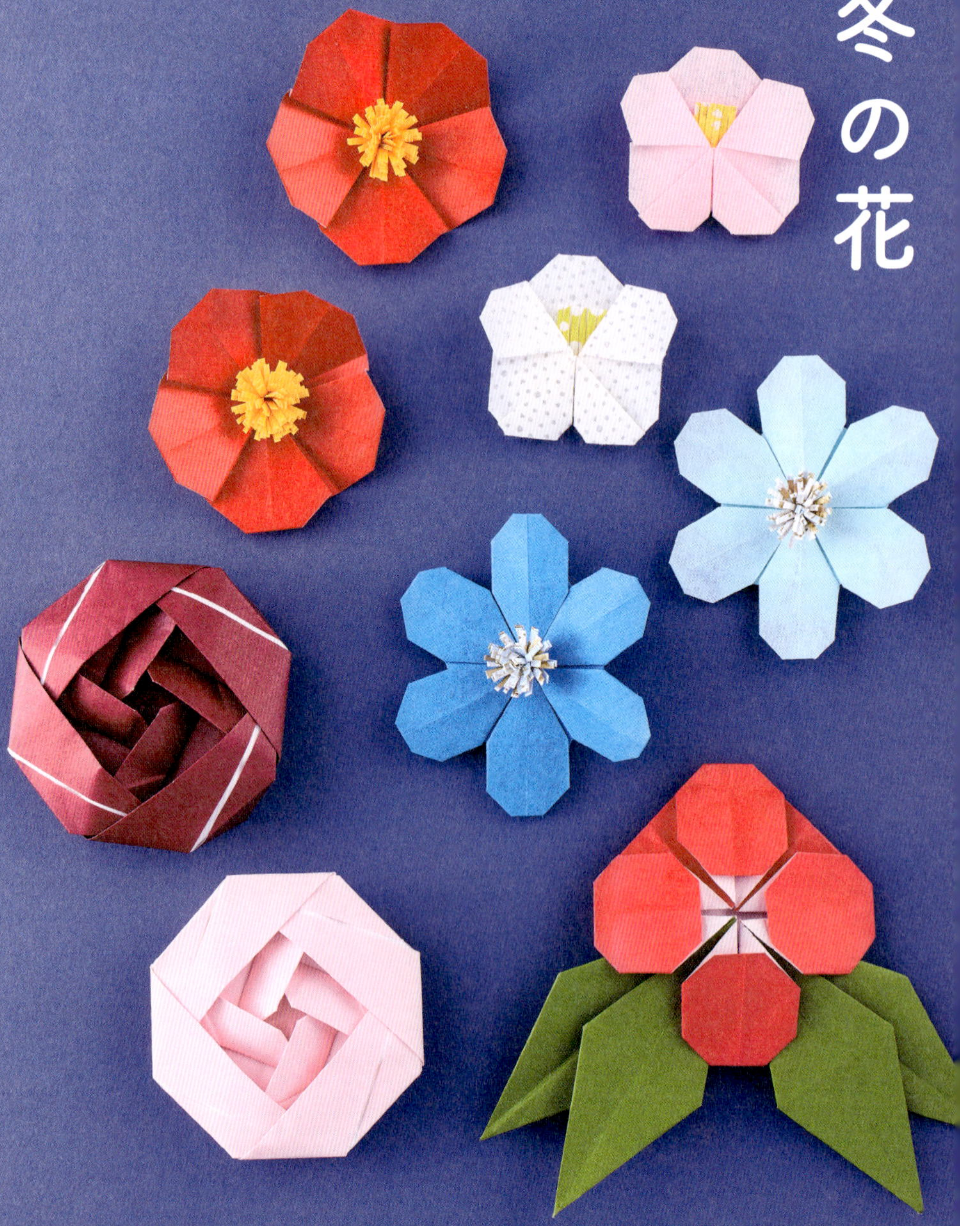

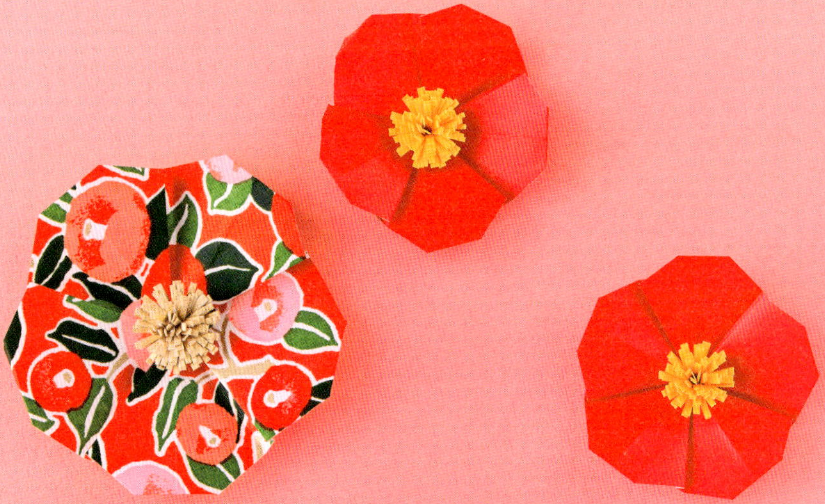

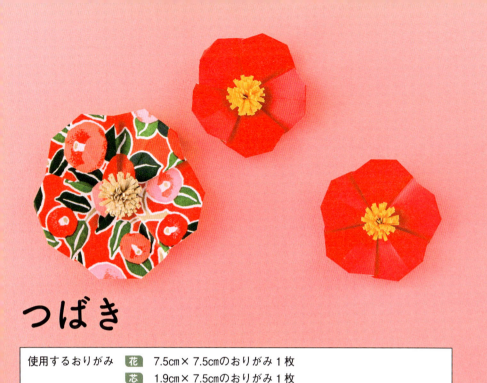

つばき

使用するおりがみ	花	7.5cm× 7.5cmのおりがみ 1 枚
	芯	1.9cm× 7.5cmのおりがみ 1 枚

花

1

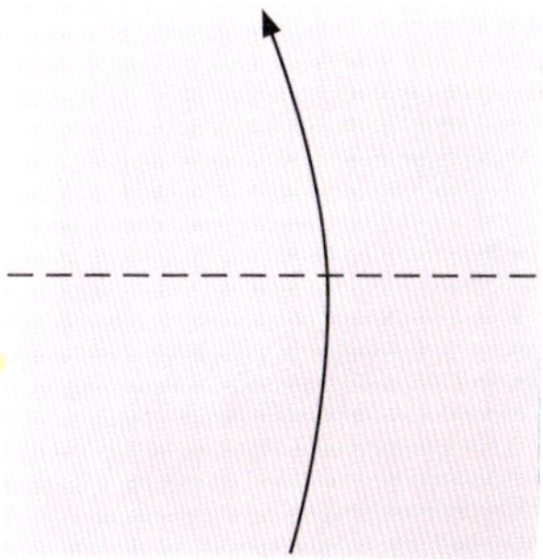

半分に折る。

2

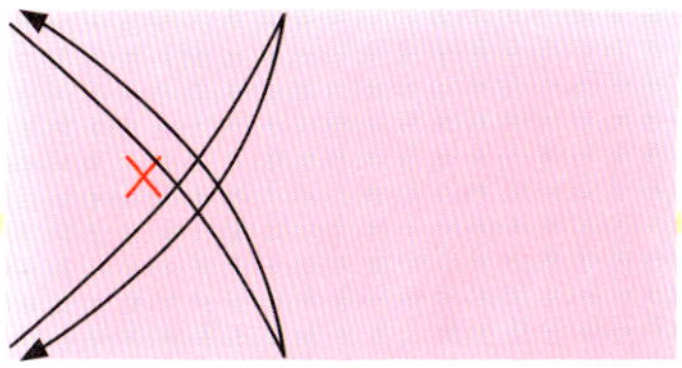

左半分に、ななめに折りすじをつける。折りすじは、まん中あたりにだけつける。

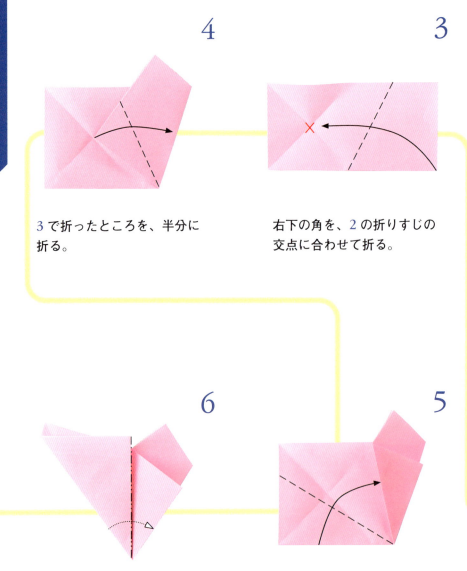

3

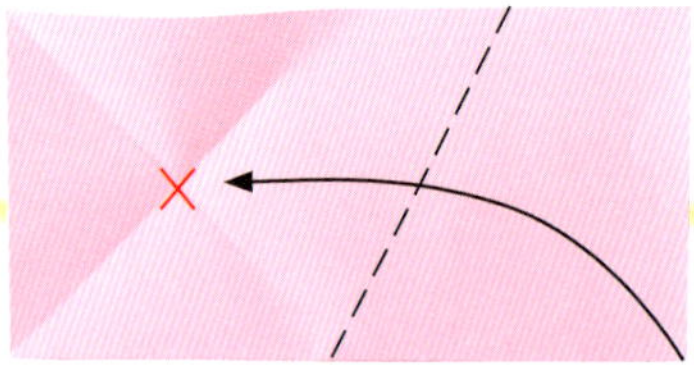

右下の角を、2 の折りすじの
交点に合わせて折る。

4

3 で折ったところを、半分に
折る。

5

下の辺を、4 で折ったところ
のはしに合わせて折る。

6

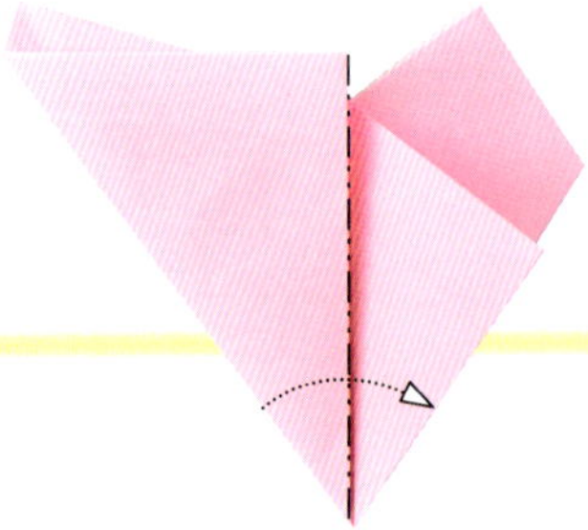

うしろに半分に折る。

7

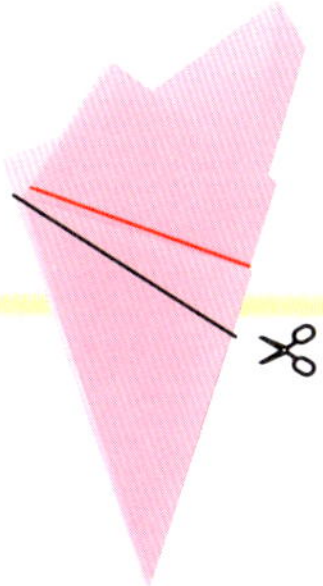

図のところで切りはなして、広げる。このとき、赤の線よりも、少しふかめに切る。

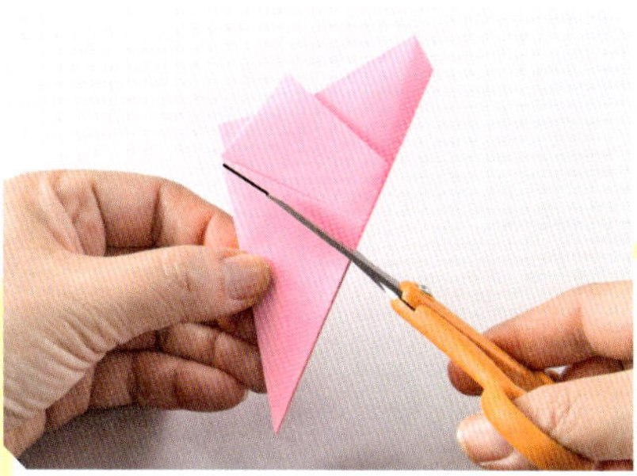

切りはなしてるところ。

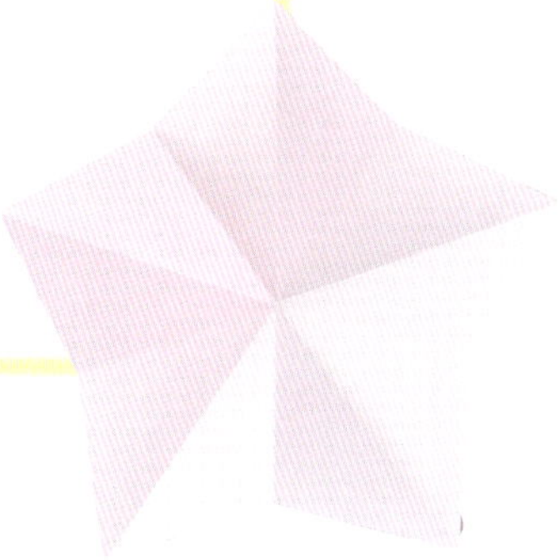

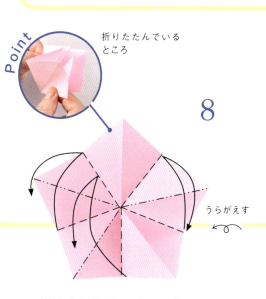

広げたところ。

8

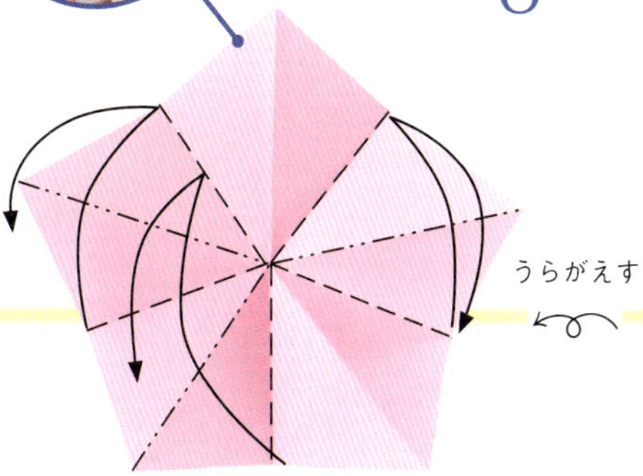

折りすじにそって、三角に折りたたんで広げる。

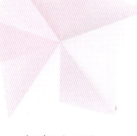

9

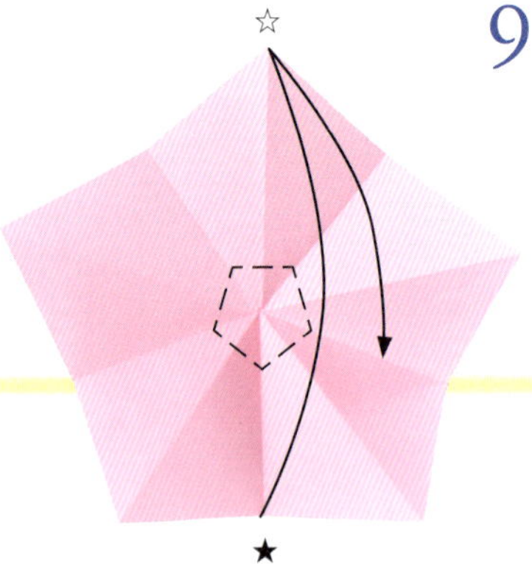

★を☆に合わせて、折りすじをつける。折りすじは、まん中あたりにだけつける。5か所とも同じ。

10

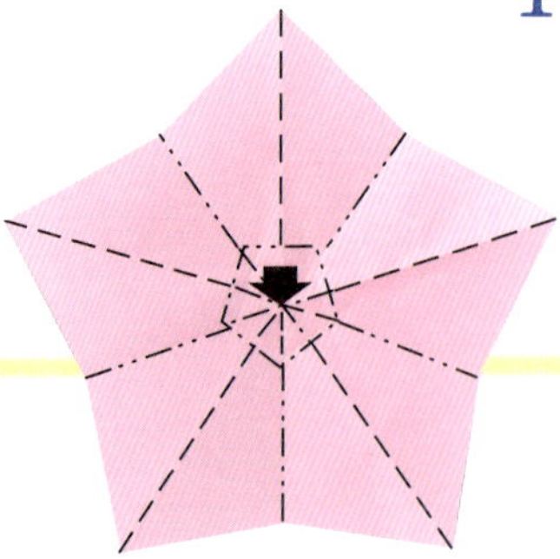

折りすじにそって、まん中の五角形をしずめて折る。

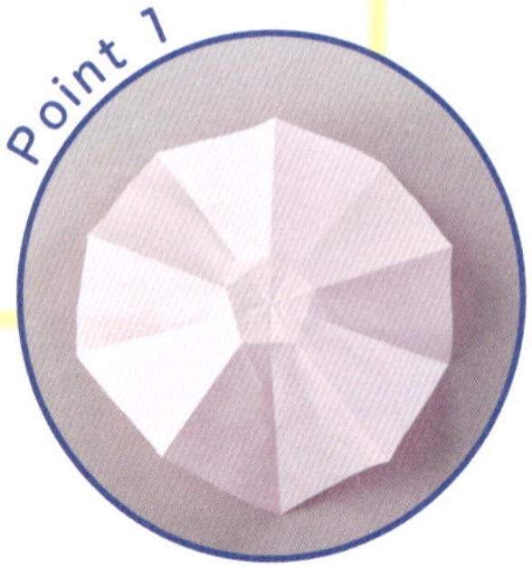

まん中の五角形を上に出したところ。

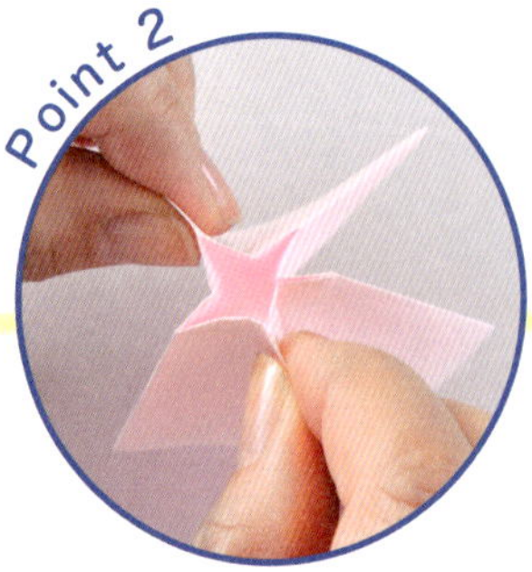

五角形のまん中をしずめる。

11

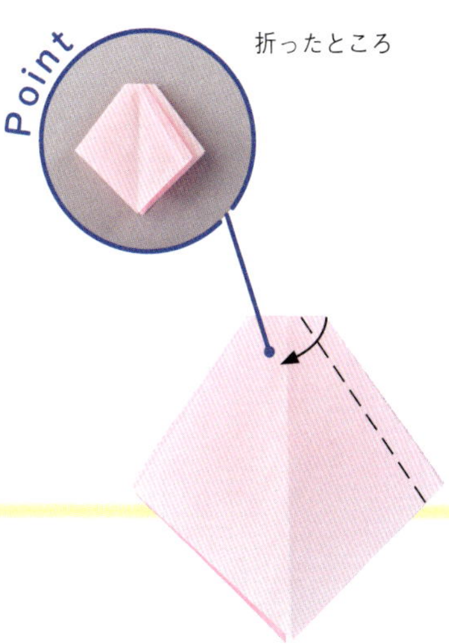

右上の角を、まん中と合わせて折る。辺はそれに合わせて、平行に折る。めくりながら、5か所とも同じ。

12

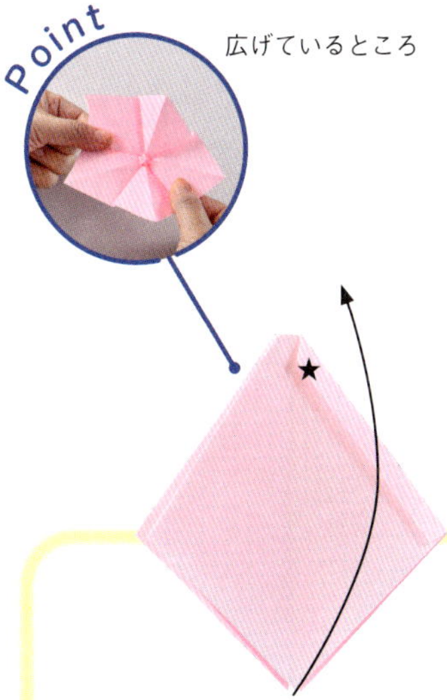

★を、おさえながら広げる。まん中は、五角形に折りつぶす。

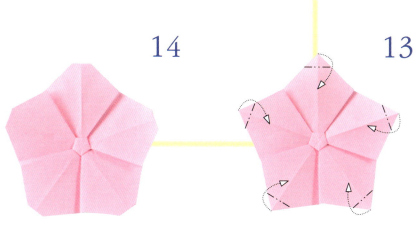

13

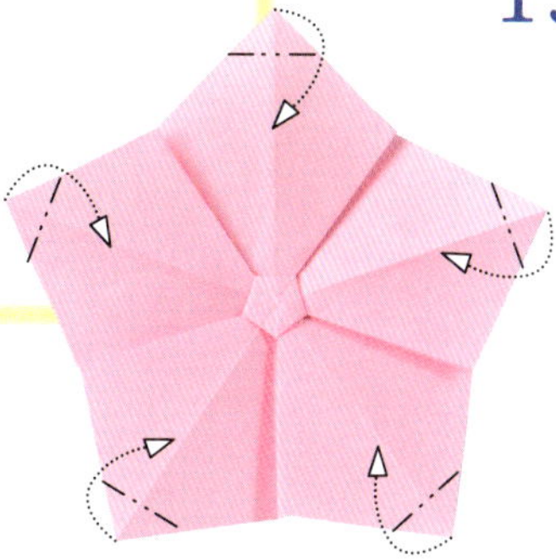

花びらの先を、少しうしろに折る。

14

「花」の完成。

15

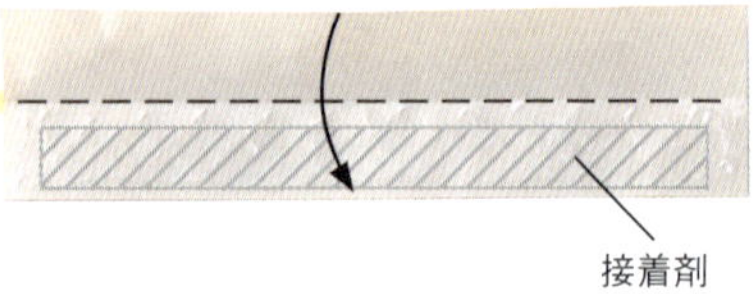
接着剤

半分に折って接着剤で、はり合わせる。

16

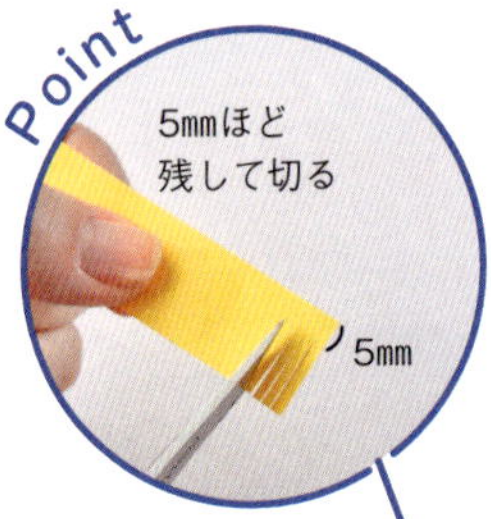
Point
5㎜ほど
残して切る
5㎜

5㎜

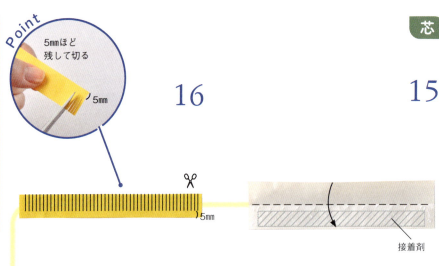

1～2㎜幅で切りこみを入れる。このとき、15 で折ったがわを切る。

17

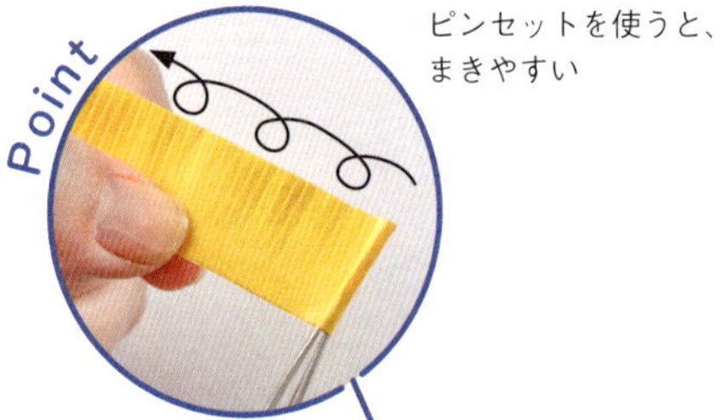
Point
ピンセットを使うと、
まきやすい

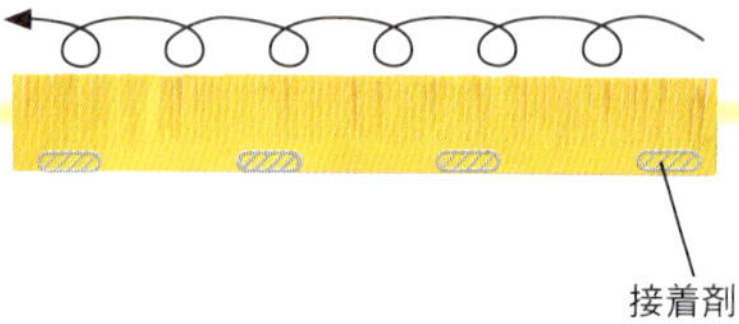
接着剤

ところどころに接着剤をぬり、ピンセットなどでつまんで、まく。

18

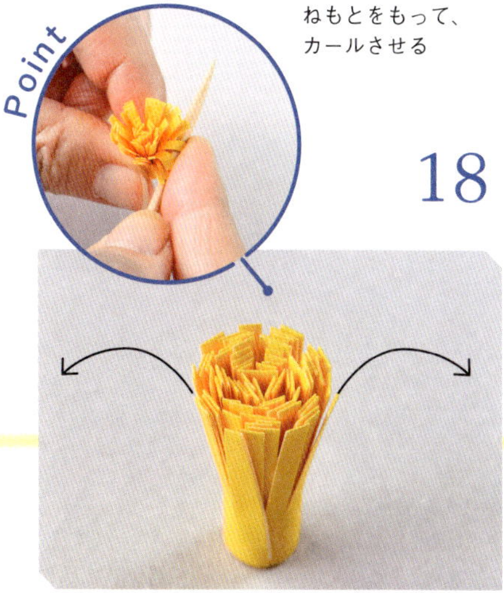

上を外がわに広げるようにして、竹ぐしなどでカールさせる。「芯」の完成。

19

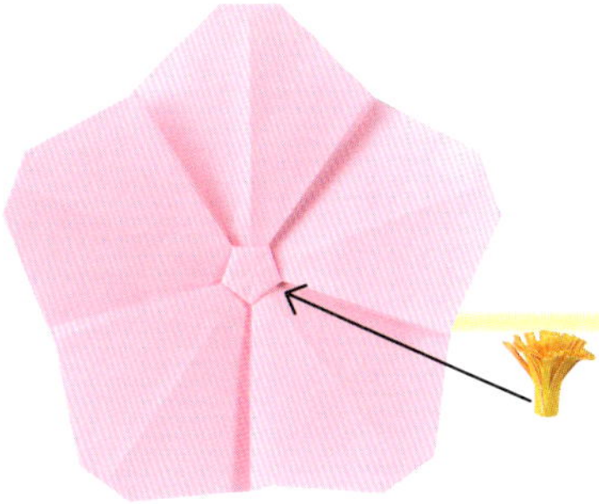

「芯」のうらに接着剤をぬり、「花」のまん中にはる。

完成！

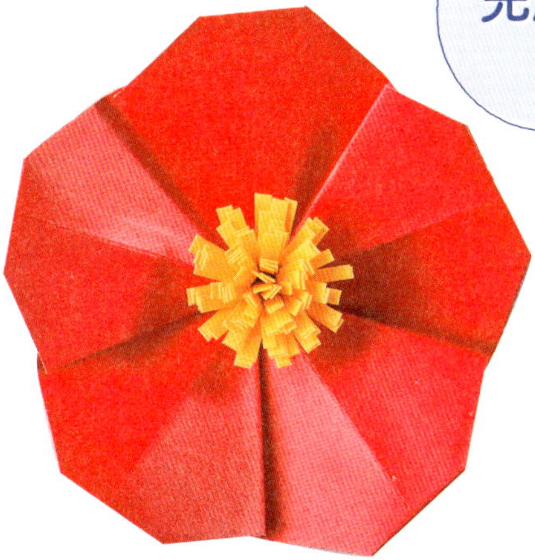

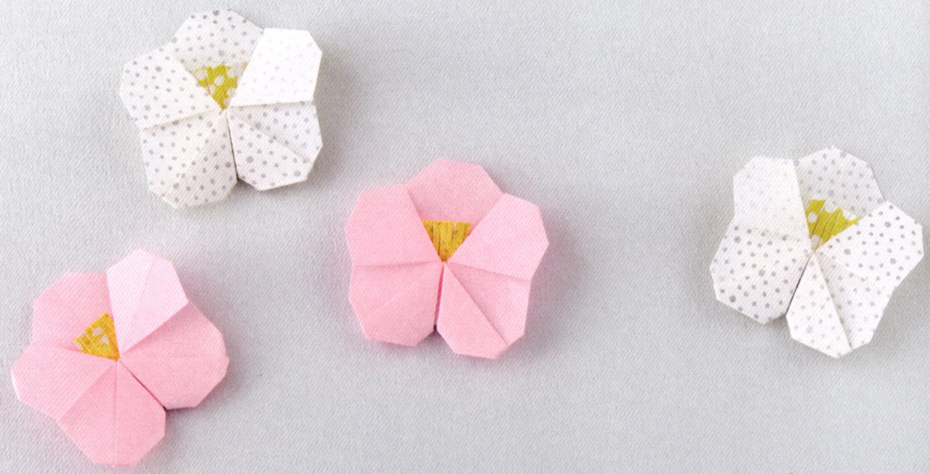

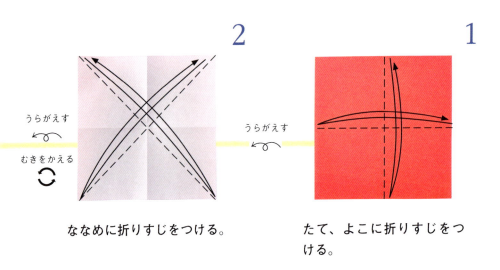

うめ

使用するおりがみ
- 花　7.5cm× 7.5cmのおりがみ 1 枚
- 芯　2.5cm× 1.3cmのおりがみ 1 枚

1

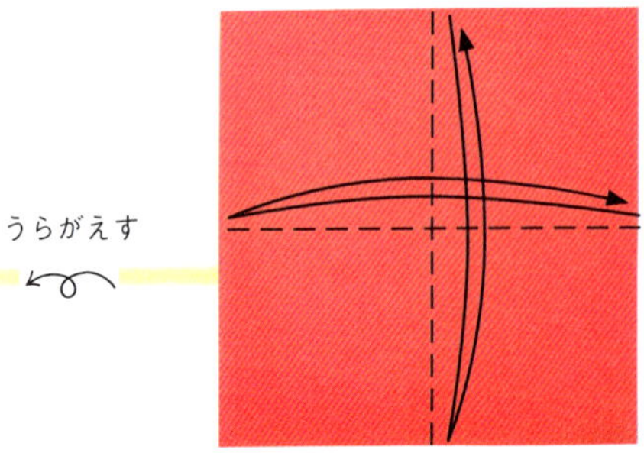

たて、よこに折りすじをつける。

2

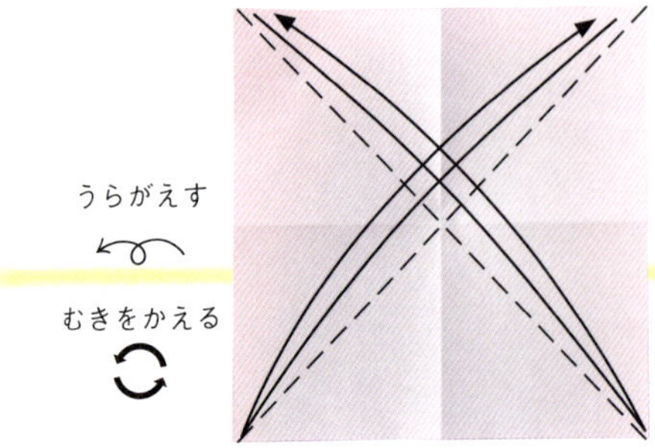

ななめに折りすじをつける。

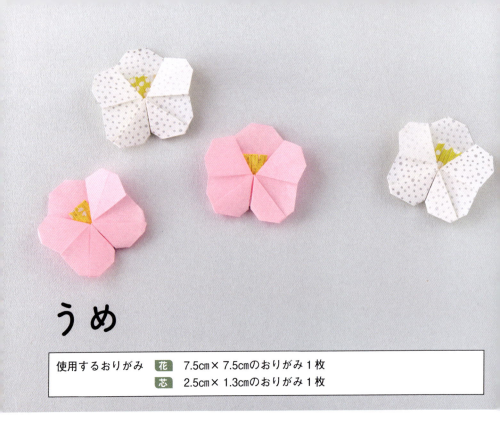

3

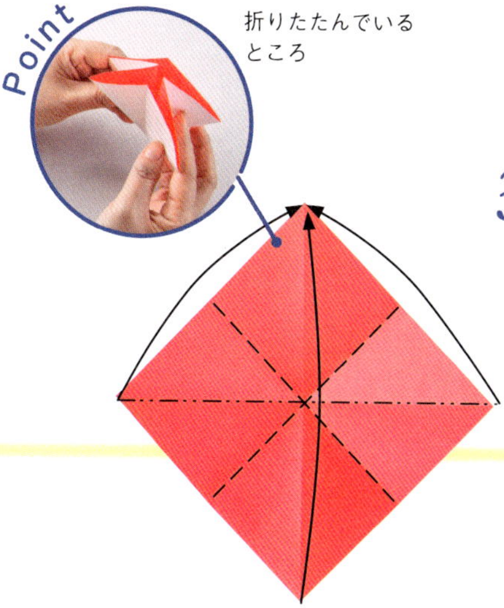

折りすじにそって、四角に
折りたたむ。

4

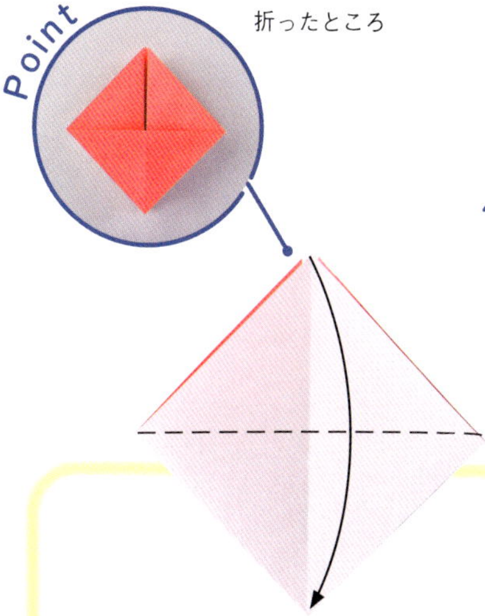

手前がわの１枚を、半分に
折り下げる。

うらがえす

5

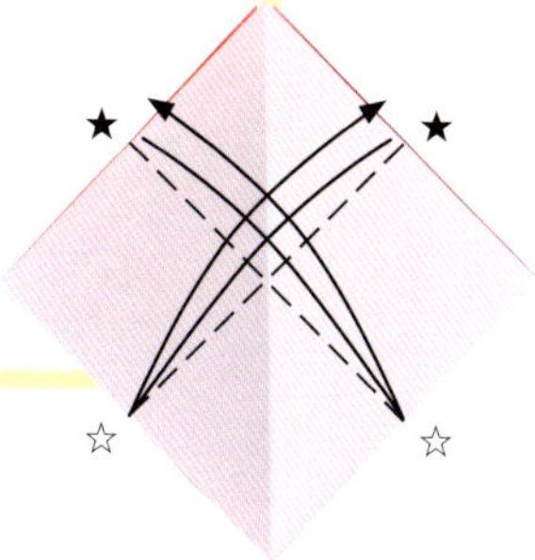

★の辺と☆の辺を合わせて、
ななめの折りすじをつける。

6

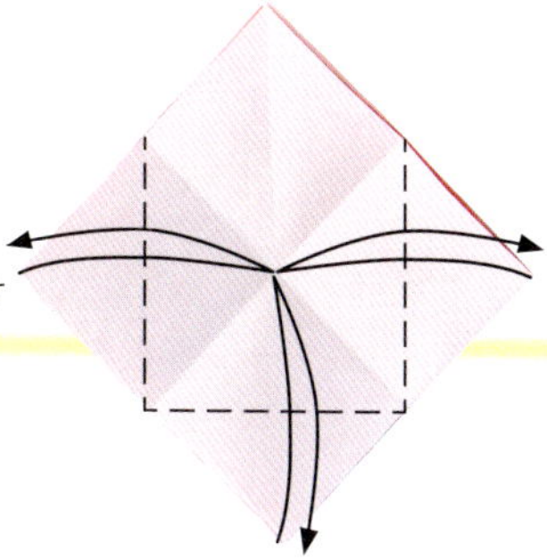

手前の１枚の、左右と下の
角をまん中に合わせて、折
りすじをつける。

らがえす

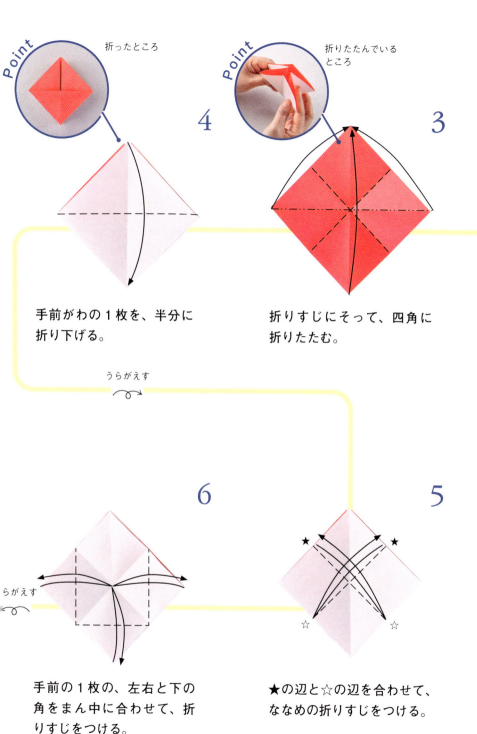

7

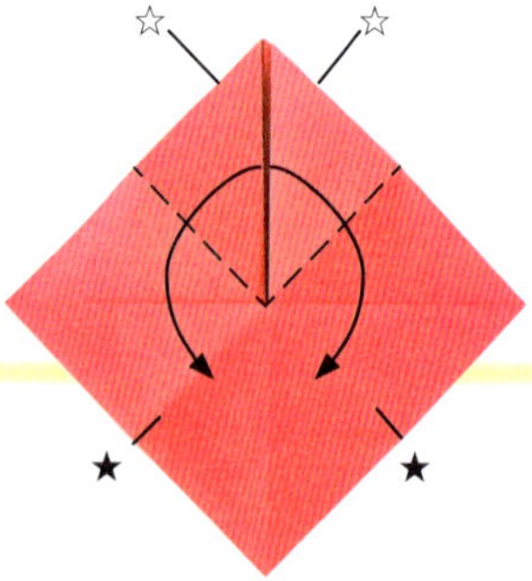

☆の辺を、★の折りすじに合わせて、左右にそれぞれ折る。

8

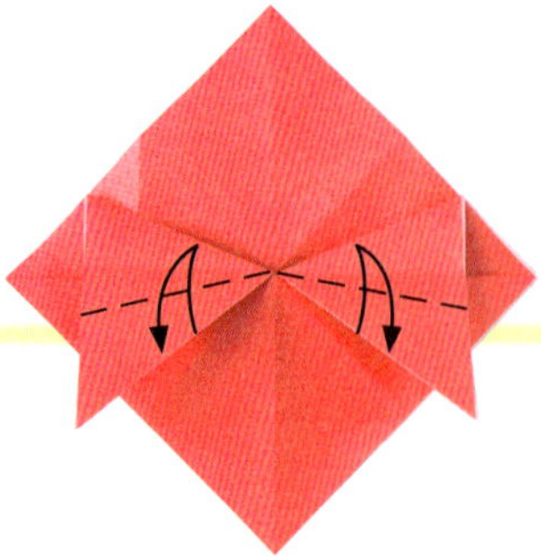

三角形の上下の辺を合わせて、折りすじをつける。

9

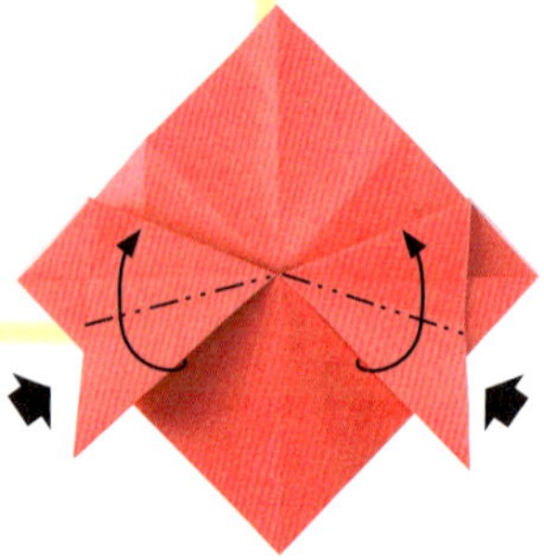

折りすじにそって、三角を折りつぶす。

10

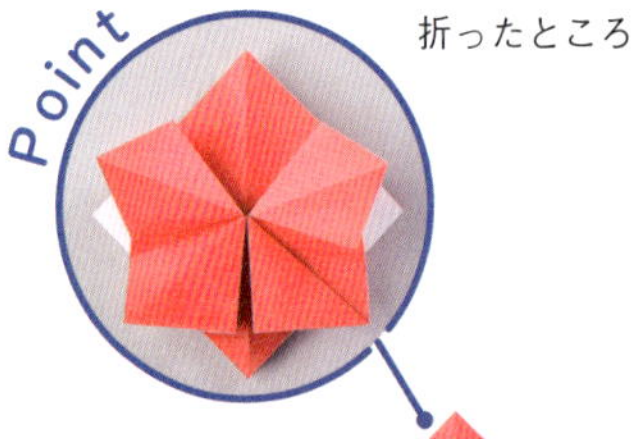

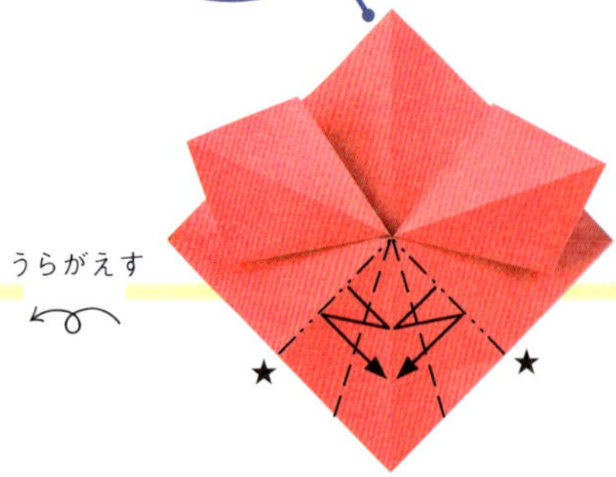

左右の★の折りすじを、上から２枚つまんで山折りにし、まん中に合わせて段折りにする。

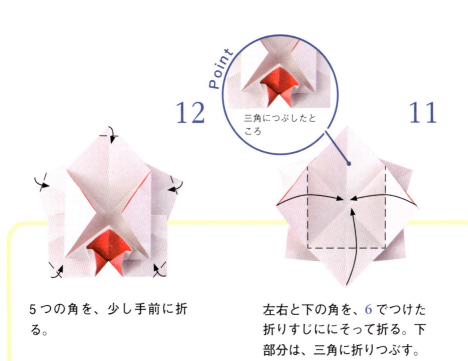

11

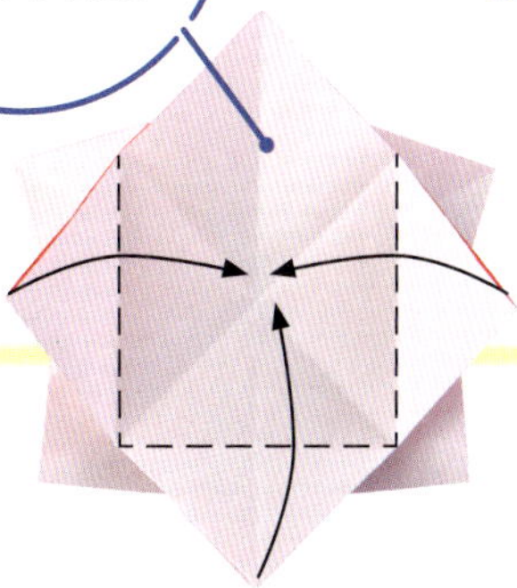

左右と下の角を、6 でつけた折りすじにそって折る。下部分は、三角に折りつぶす。

Point

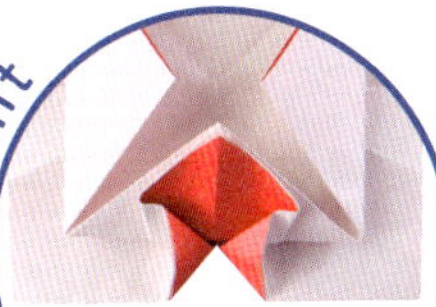

三角につぶしたところ

12

5つの角を、少し手前に折る。

うらがえす

13

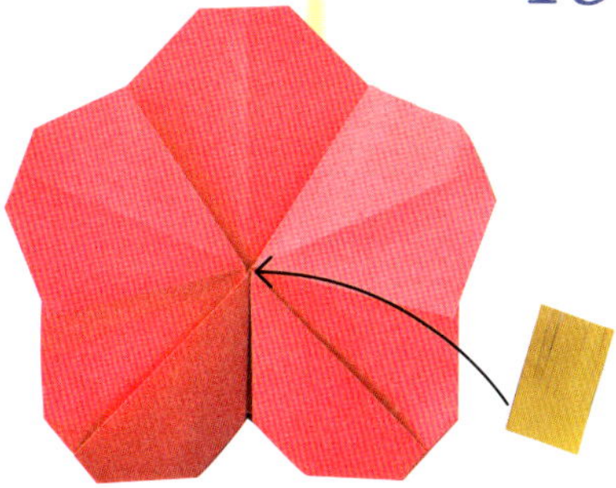

「芯」用のおりがみに、2㎜幅くらいの切りこみを、たてに入れたものを、まん中のすきまにさしこむ。

完成！

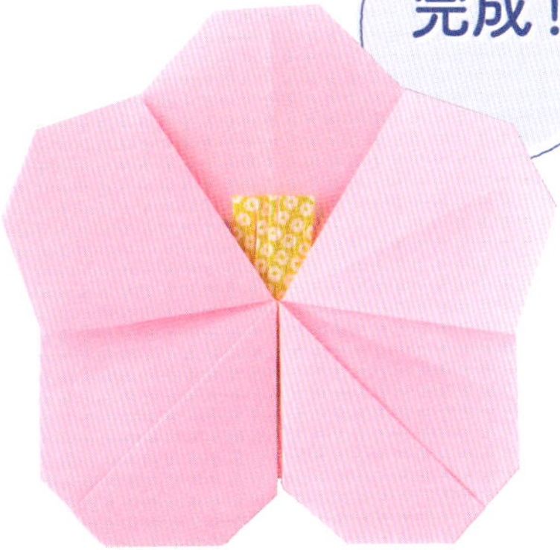

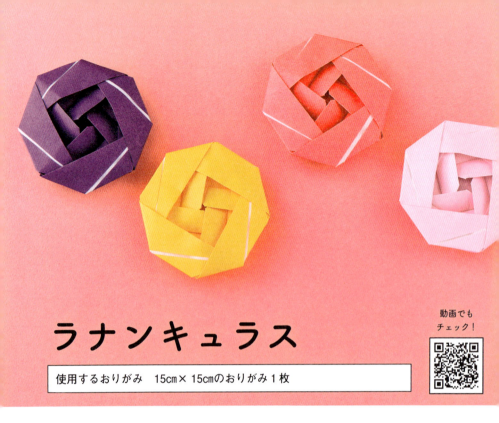

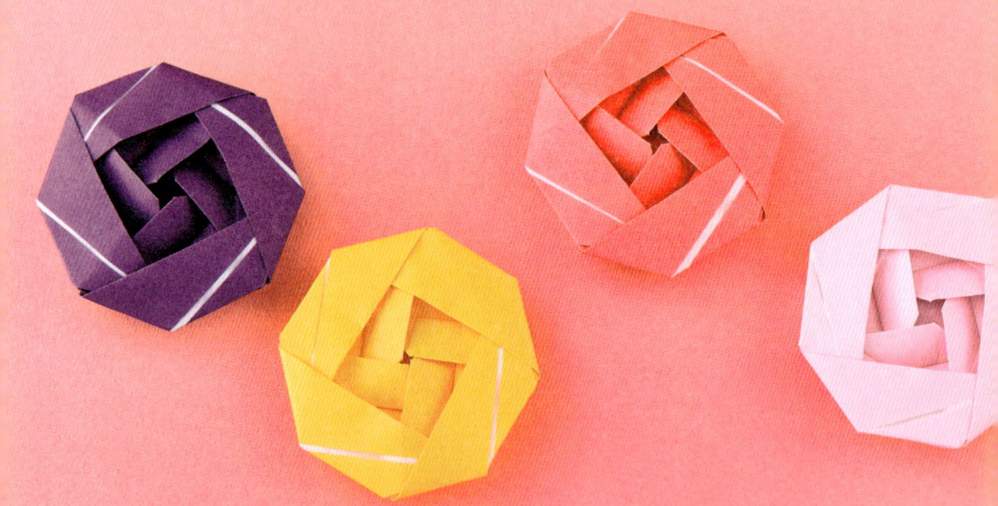

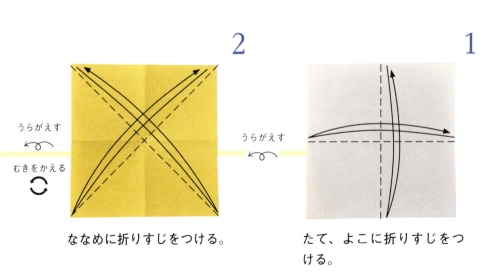

ラナンキュラス

動画でも
チェック！

使用するおりがみ　15cm× 15cmのおりがみ１枚

1

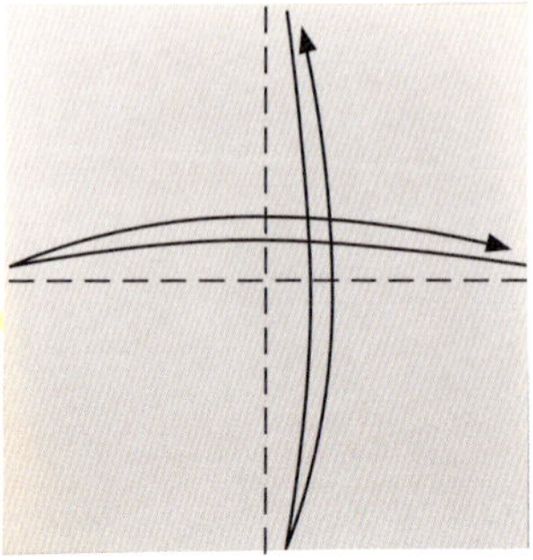

たて、よこに折りすじをつけ
る。

うらがえす

2

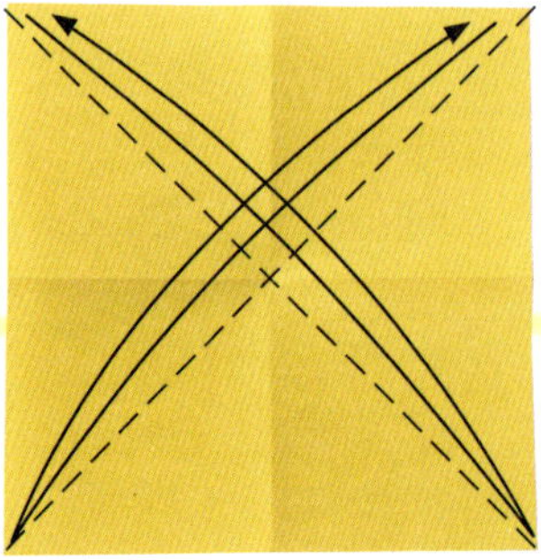

ななめに折りすじをつける。

うらがえす

むきをかえる

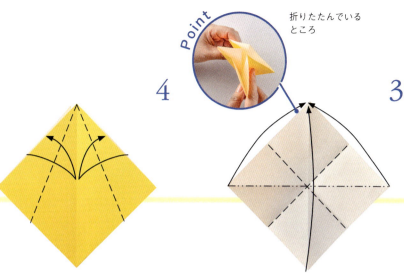

3

折りたたんでいるところ

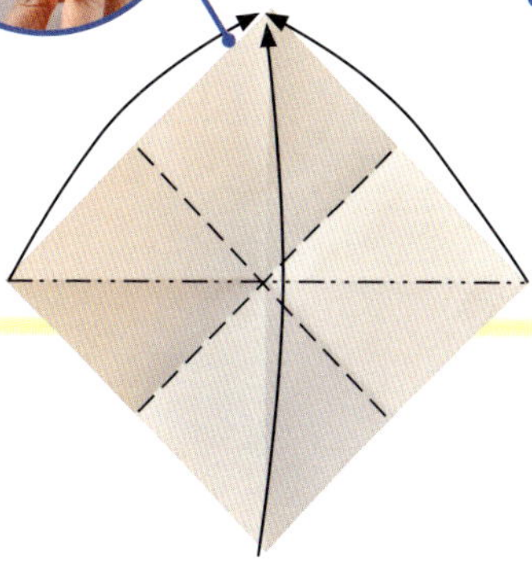

折りすじにそって、四角に折りたたむ。

4

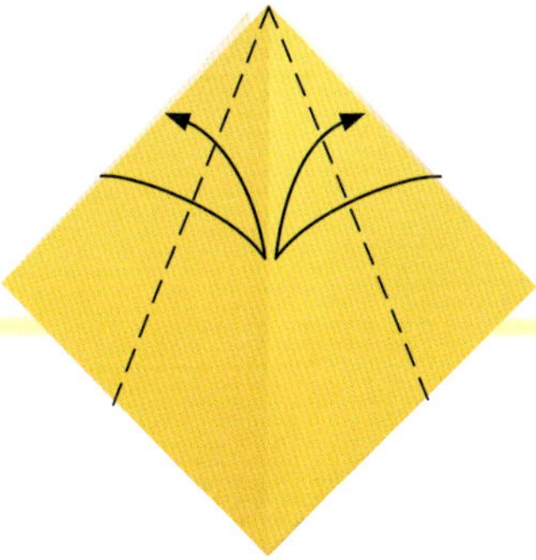

手前がわの、左右の上の辺を合わせて、折りすじをつける。うしろがわも同じ。

5

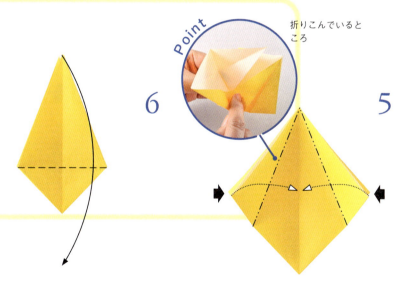

折りこんでいるところ

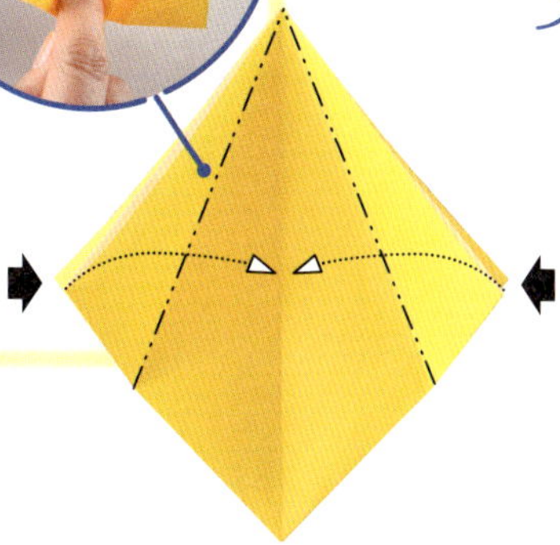

左右の角を、4の折りすじにそって、内がわに折りこむ。うしろがわも同じ。

6

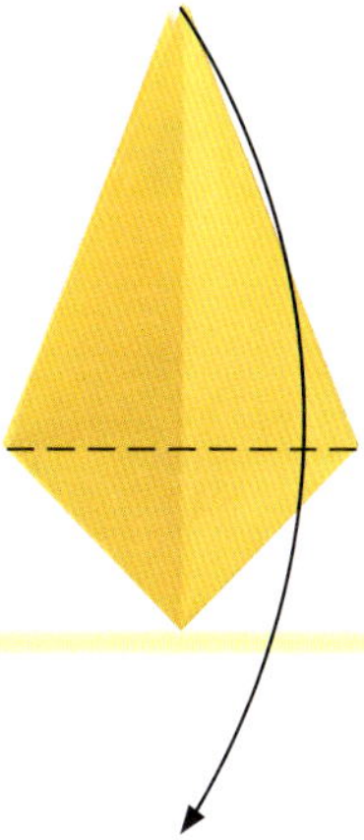

上の角を、折り下げる。

7

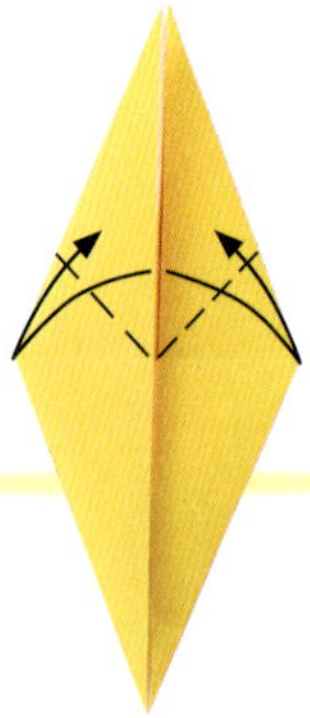

手前がわの1枚を、まん中に合わせて折りすじをつける。

8

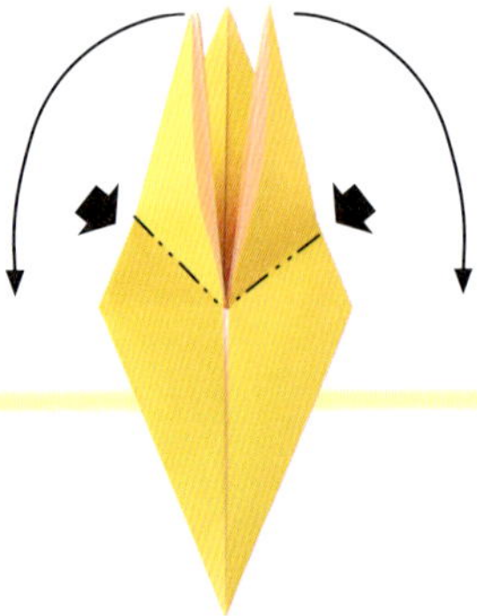

7でつけた折りすじにそって、折りつぶす。

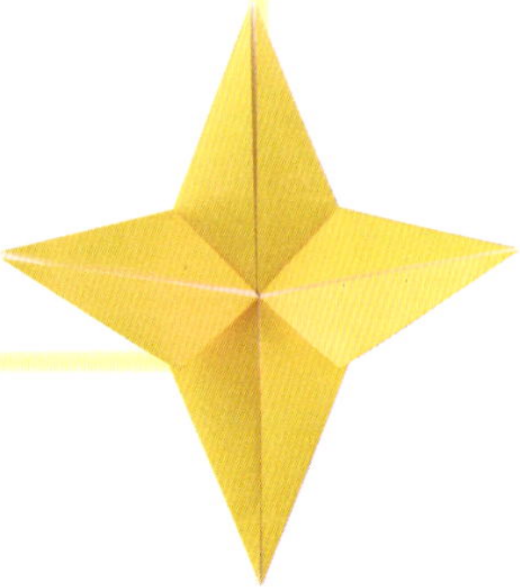

折ったところ。

うらがえす

9

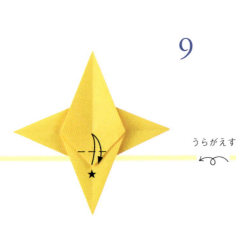

★をまん中に合わせて、折りすじをつける。

10

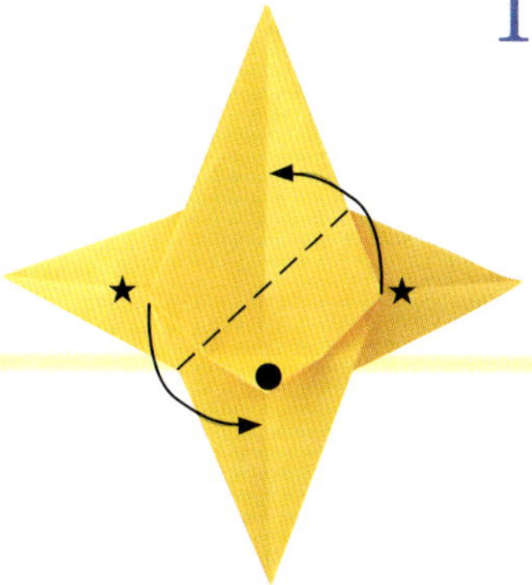

★をまん中に合わせて、回転させながら折る。立ち上がった●は、4でつけた折りすじにそって、四角に折りつぶす。

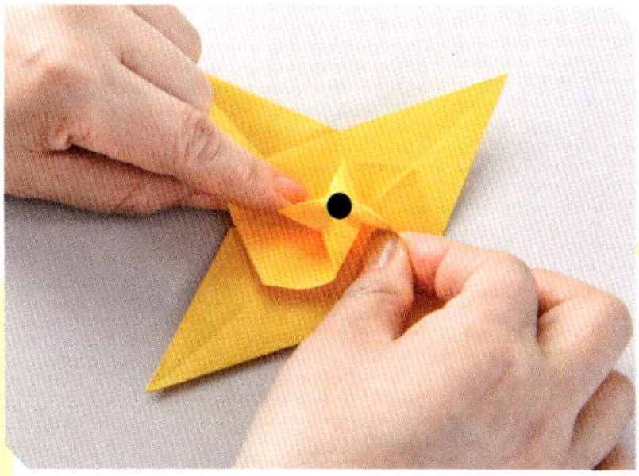

折りつぶしているところ。

11

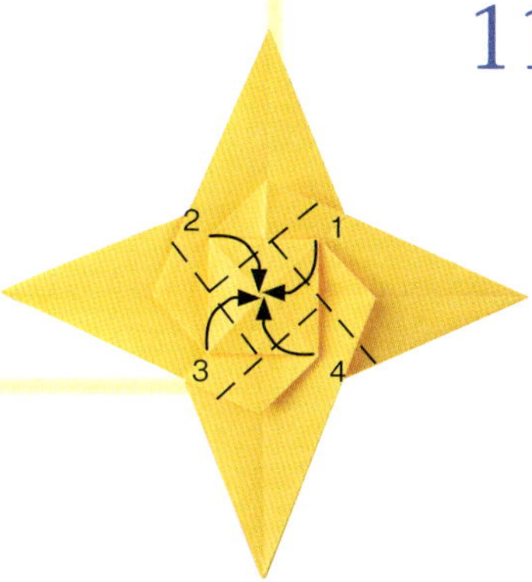

まん中の4つの角を、1～4の順に中心に合わせて折る。

12

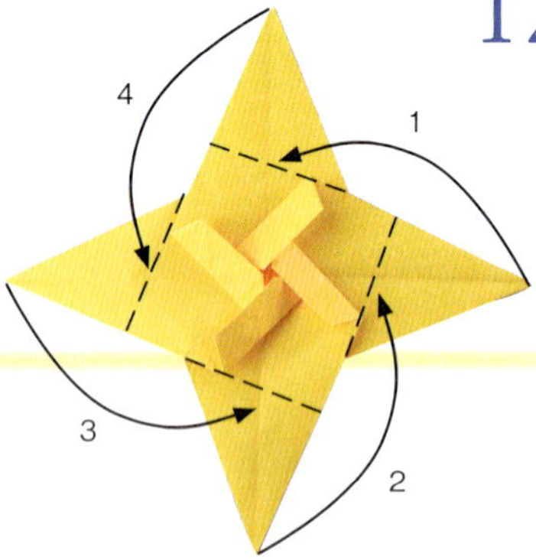

角を、１～４の順に矢印の方向に折る。折った先は、下へさしこむ。

13

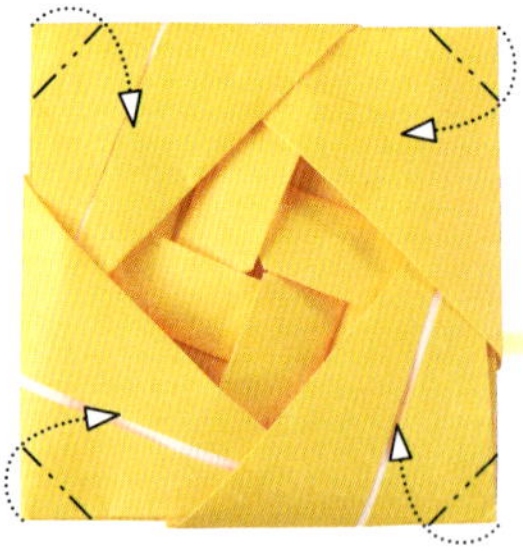

よすみをうしろに少し折る。

完成！

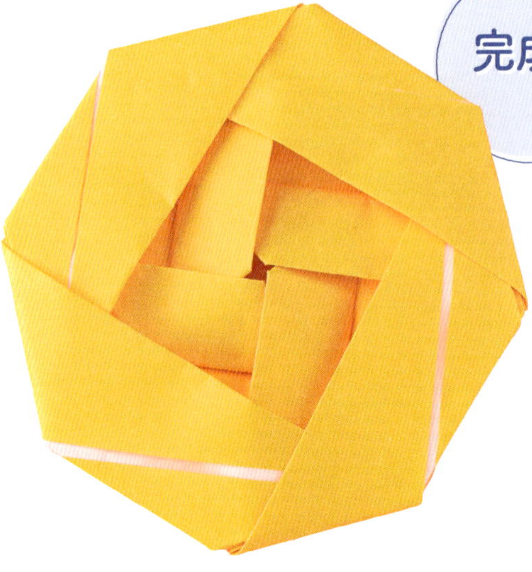

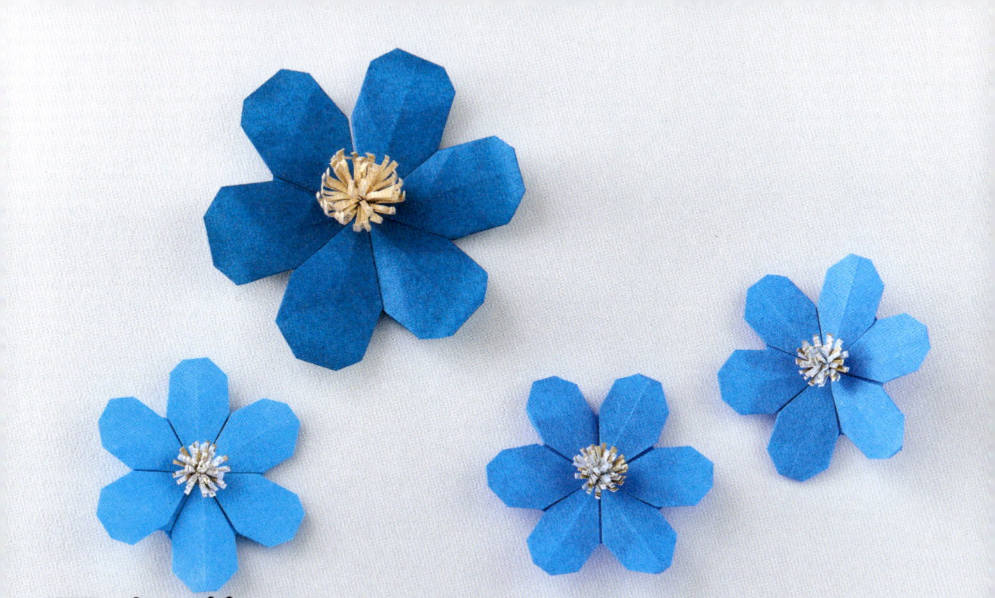

雪割草

使用するおりがみ	花　7.5cm× 7.5cmのおりがみ３枚
	芯　3.75cm× 7.5cmのおりがみ１枚

花

1

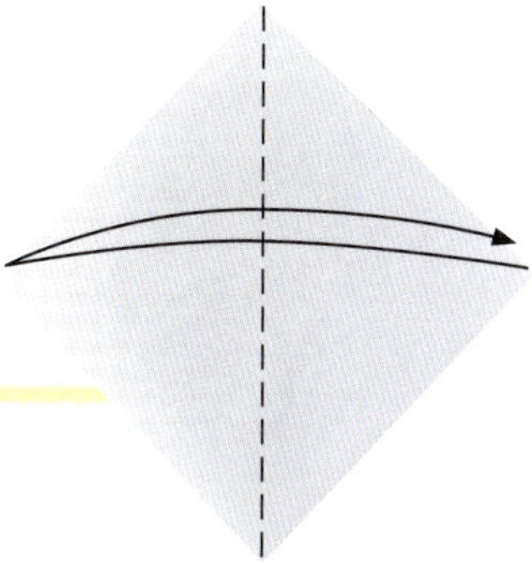

たてに折りすじをつける。

2

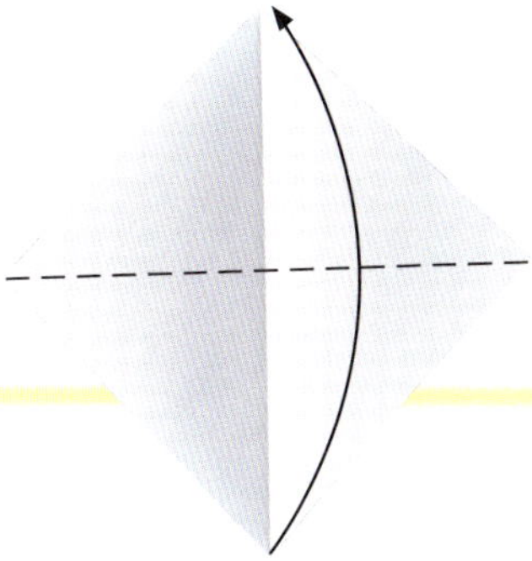

半分に折る

3

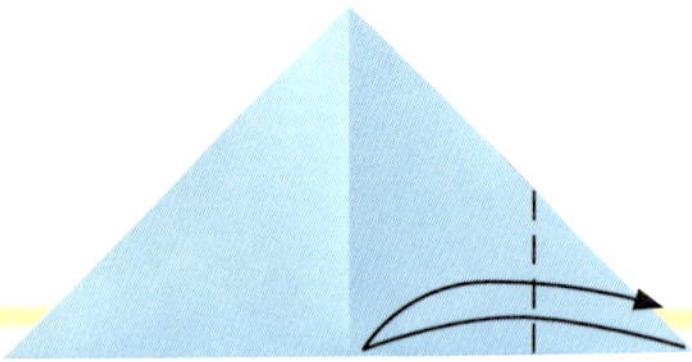

右の角をまん中に合わせて、折りすじをつける。

4

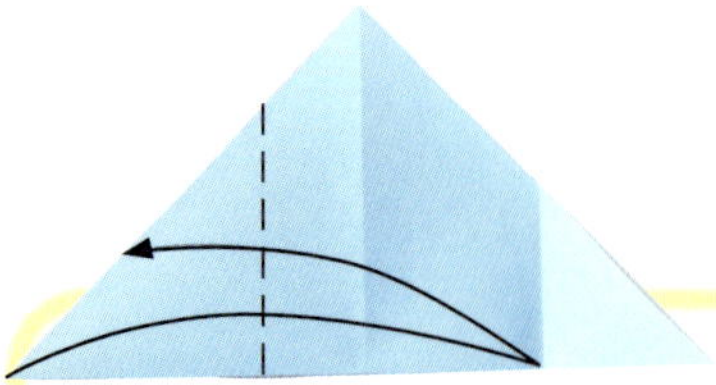

左の角を、3の折りすじに合わせて、折りすじをつける。

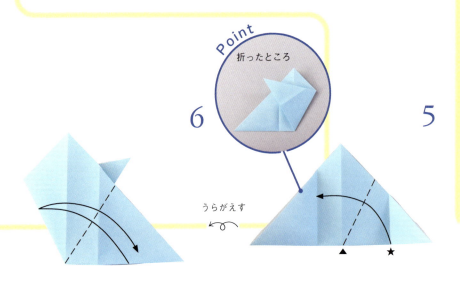

5

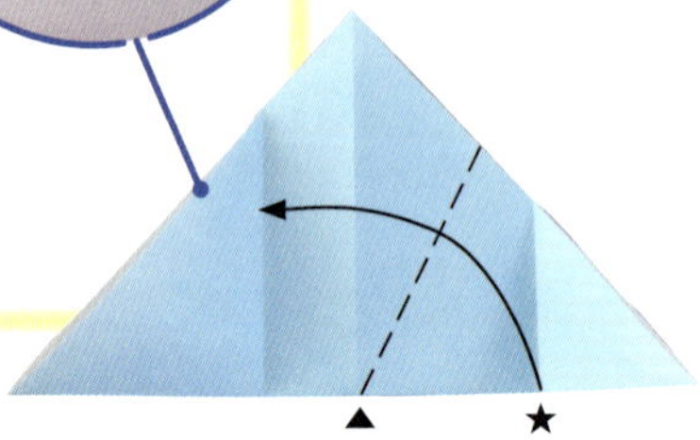

▲の線を軸にして、★の点を、4の折りすじに合わせて折る。

うらがえす

6

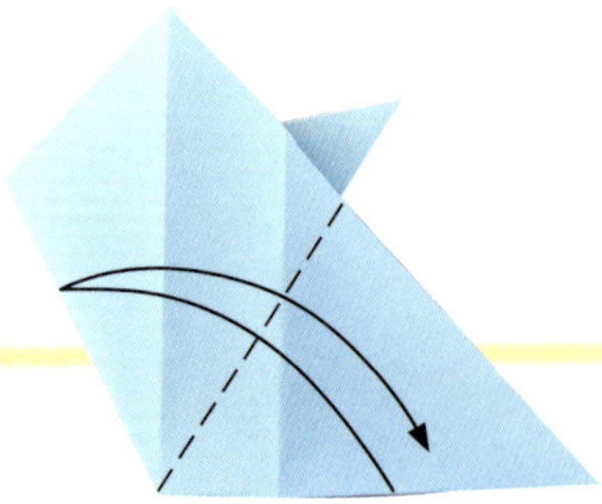

右下の辺を、左の辺に合わせて折りすじをつけ、広げる。

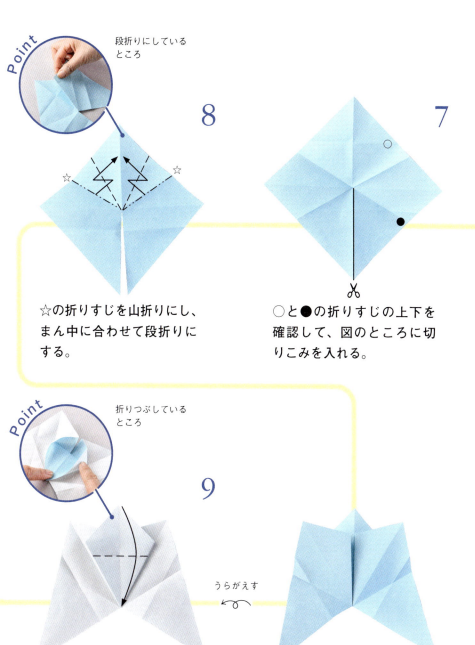

7

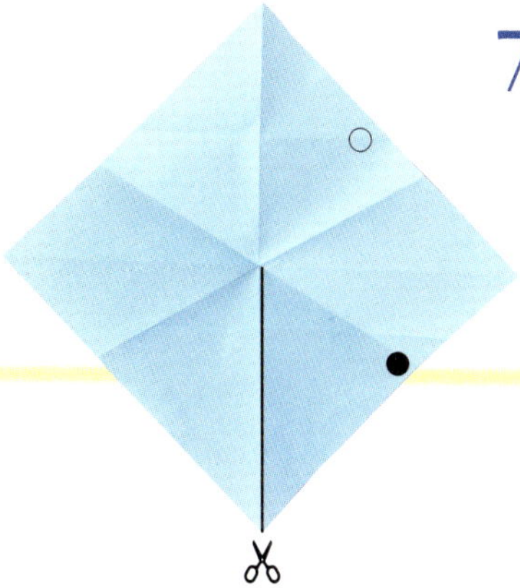

○と●の折りすじの上下を確認して、図のところに切りこみを入れる。

段折りにしているところ

8

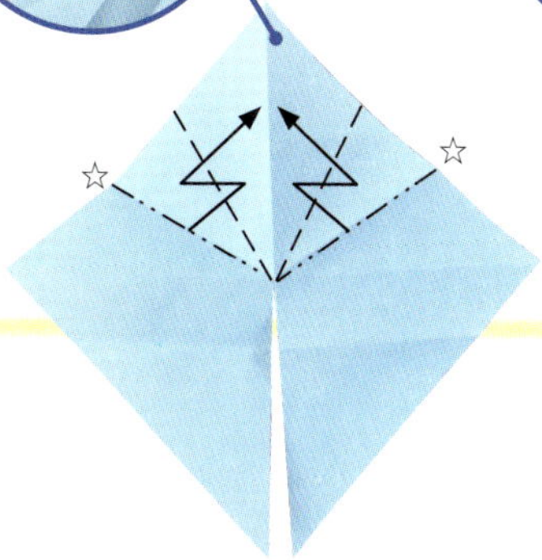

☆の折りすじを山折りにし、まん中に合わせて段折りにする。

折ったところ。

うらがえす

折りつぶしているところ

9

手前がわのひし形の部分を、半分に折り、左右の角は折りつぶす。

10

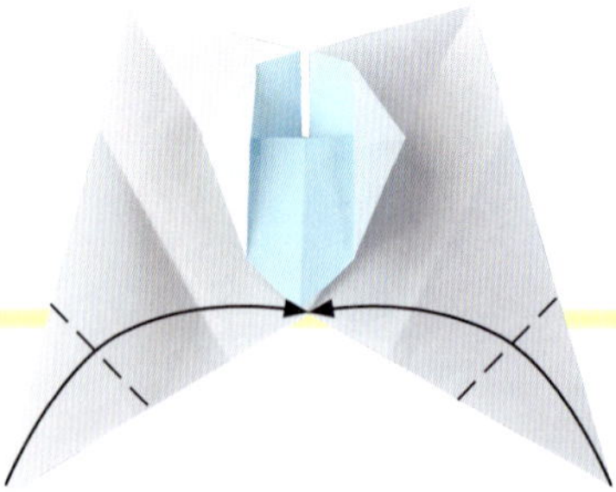

左右の下の角を、まん中に合わせて折る。

11

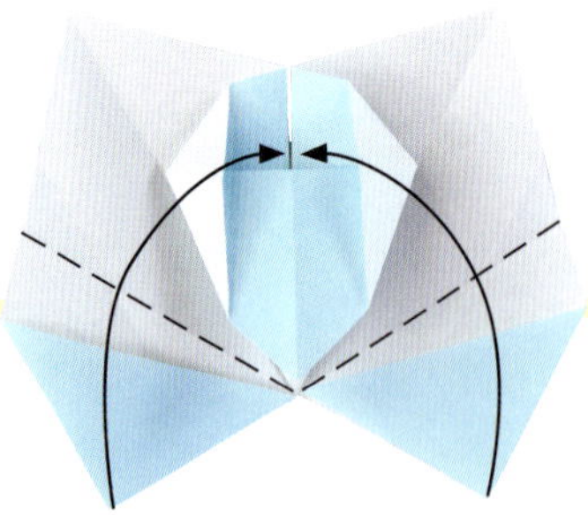

左右の下の角を、まん中に合わせて折る。

12

うしろがわに折りすじがついています

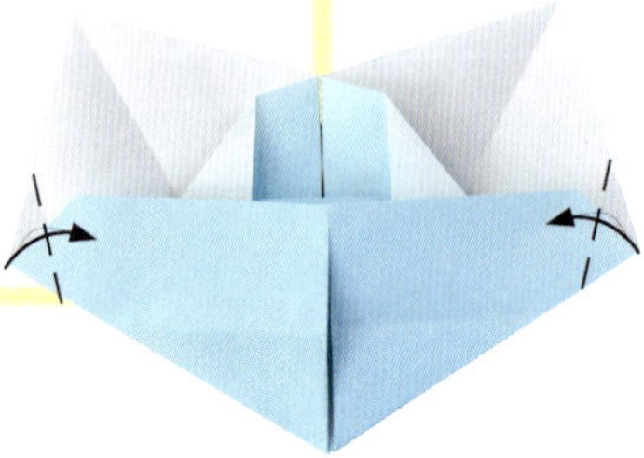

左右の角を、7 の●の折りすじに合わせて折る。

13

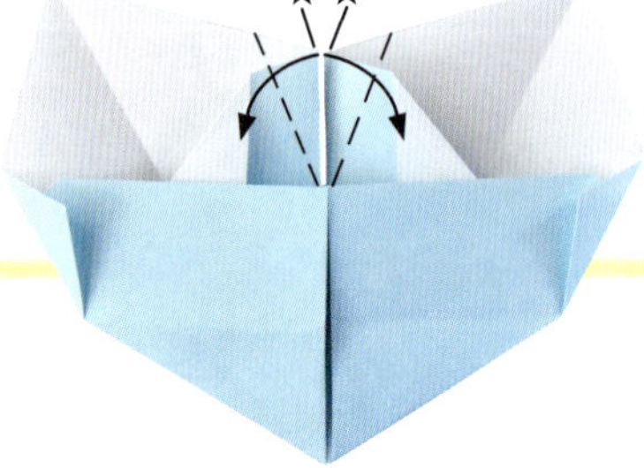

★を、それぞれ、12 と同じくらい折る。

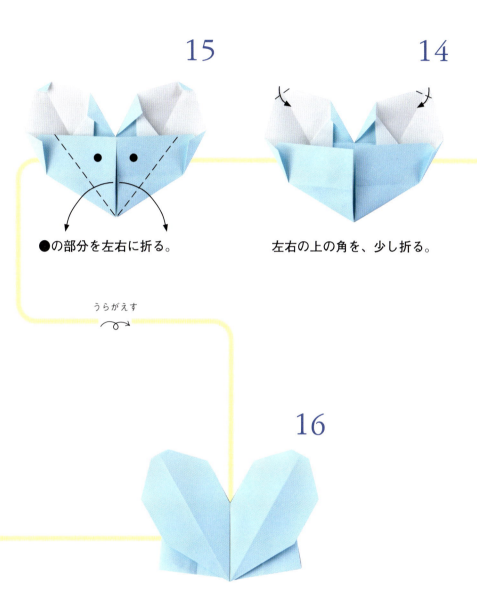

14

左右の上の角を、少し折る。

15

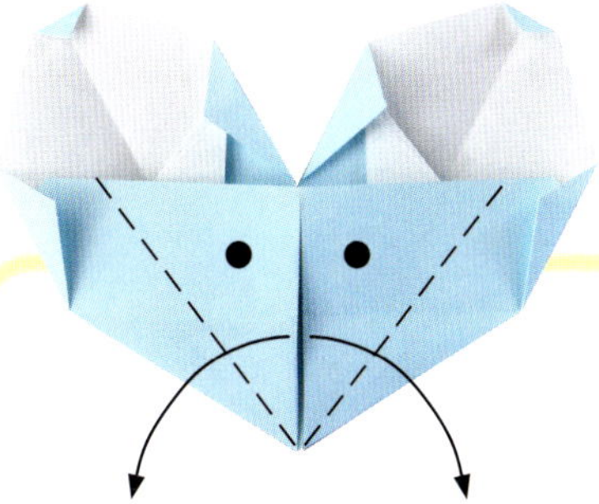

●の部分を左右に折る。

うらがえす

16

同じものを 3 個作る。

17

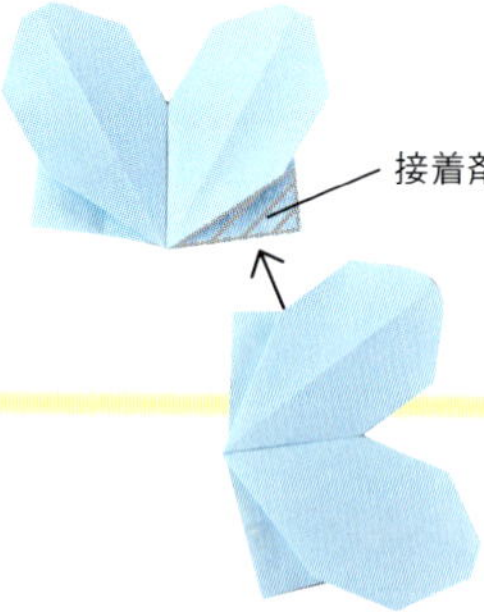

三角にとび出ている部分に接着剤をぬり、もう1個をはる。

18

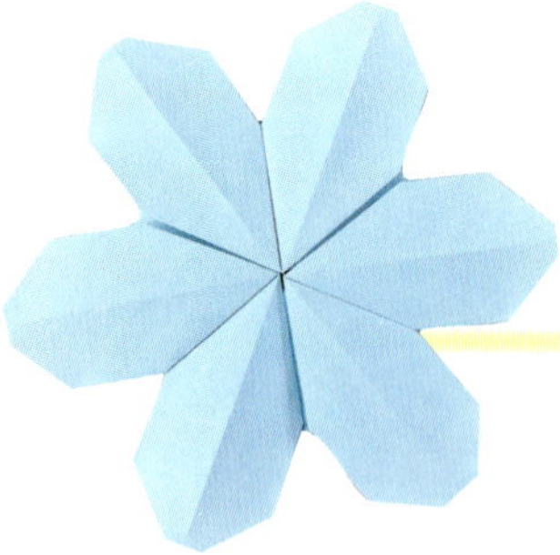

3個はり合わせて、「花」の完成。

芯

19

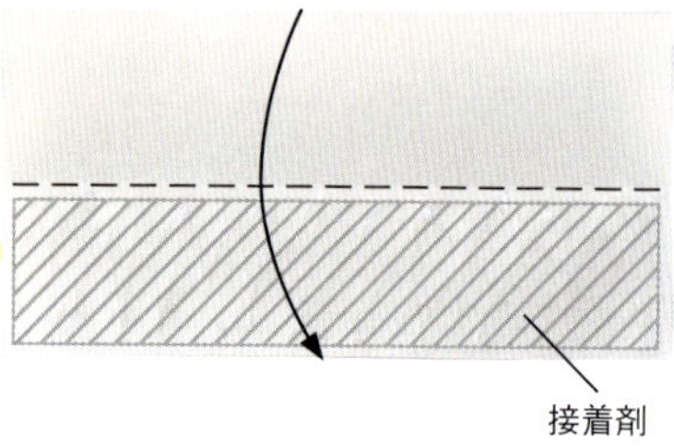

半分に折って、接着剤ではり合わせる。

20

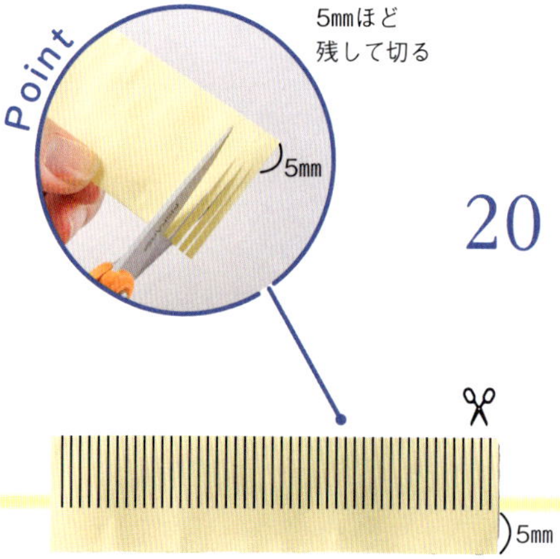

1～2mm幅で切りこみを入れる。このとき、19で折ったがわを切る。

Point

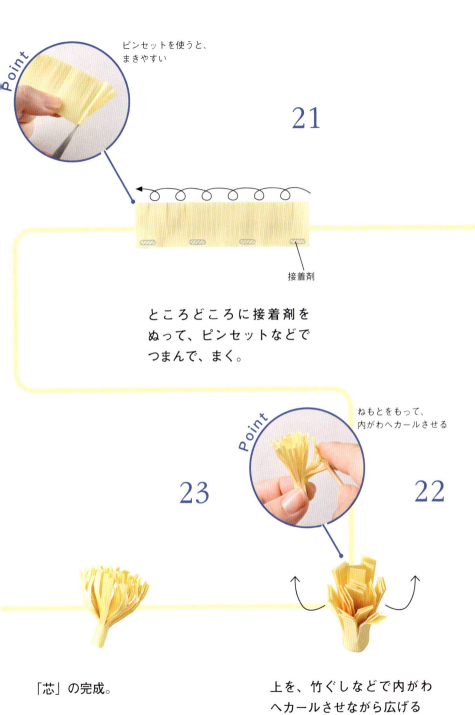

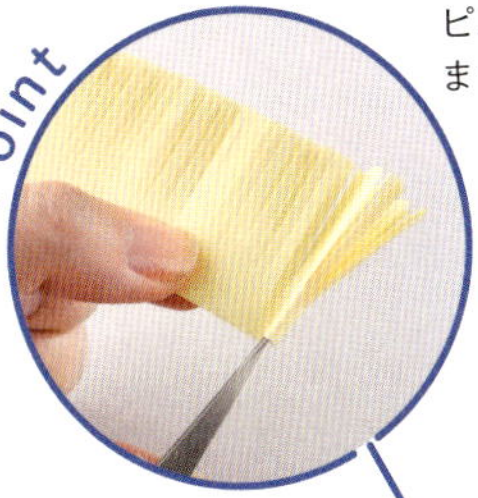

ピンセットを使うと、
まきやすい

21

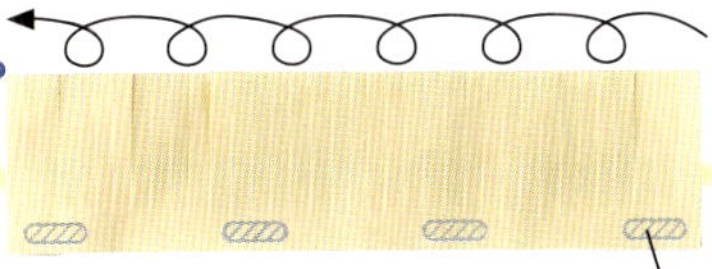

ところどころに接着剤を
ぬって、ピンセットなどで
つまんで、まく。

22

Point

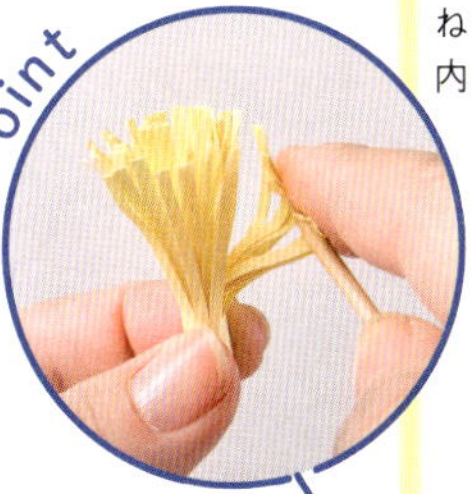

ねもとをもって、
内がわへカールさせる

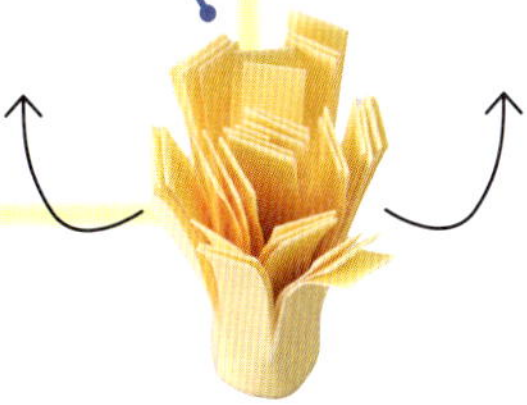

上を、竹ぐしなどで内がわ
へカールさせながら広げる

23

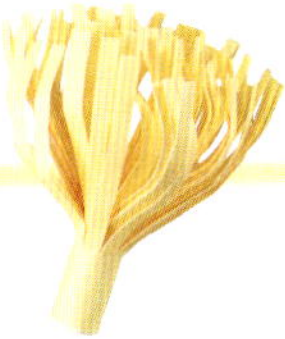

「芯」の完成。

24

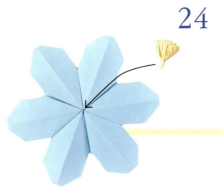

「芯」のうらに接着剤をぬり、
「花」のまん中にはる。

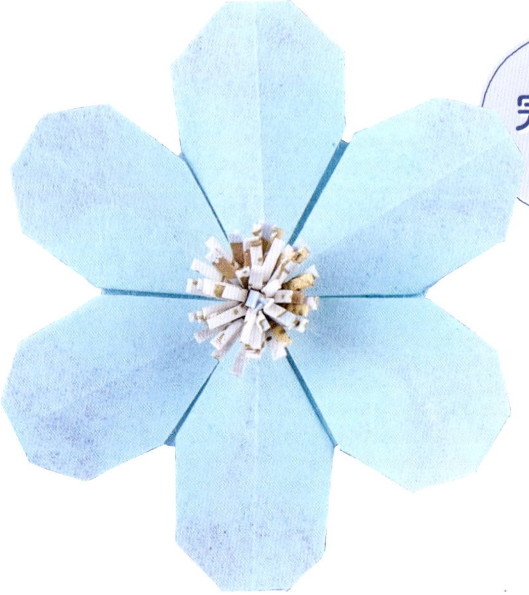

完成！

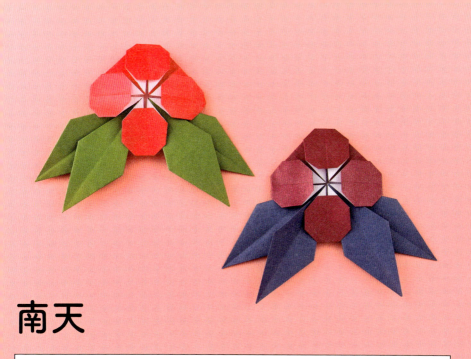

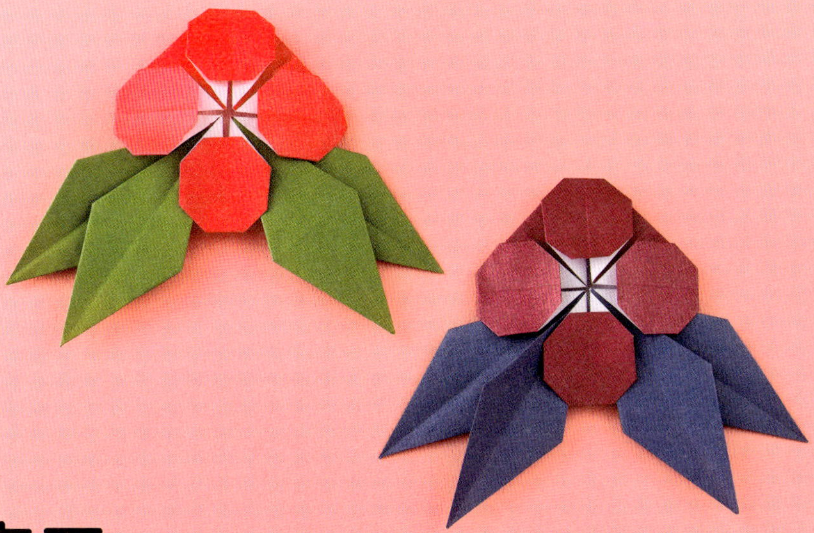

南天

使用するおりがみ	花	10cm× 10cmのおりがみ１枚
	葉	5cm× 5cmのおりがみ４枚

花

1

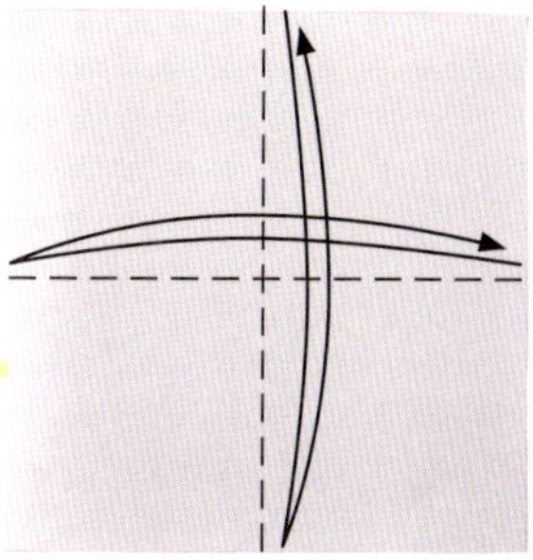

たて、よこに折りすじをつける。

2

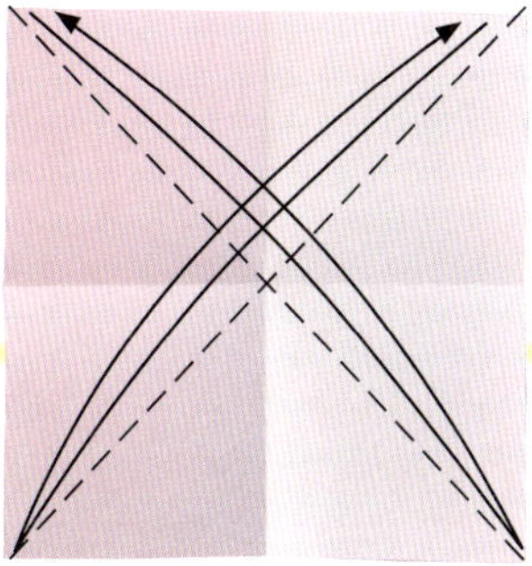

ななめに折りすじをつける。

らがえす

3

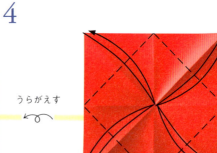

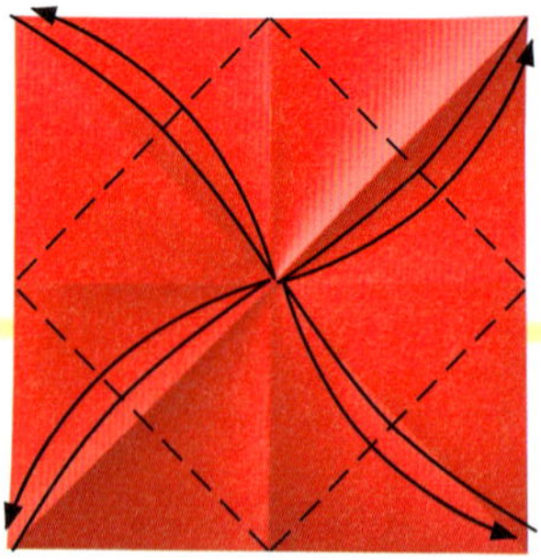

よすみを、まん中に合わせて、折りすじをつける。

うらがえす

4

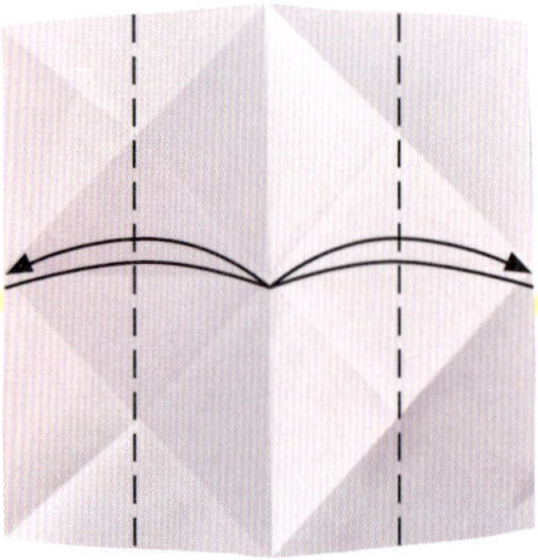

左右の辺を、まん中に合わせて、折りすじをつける。

5

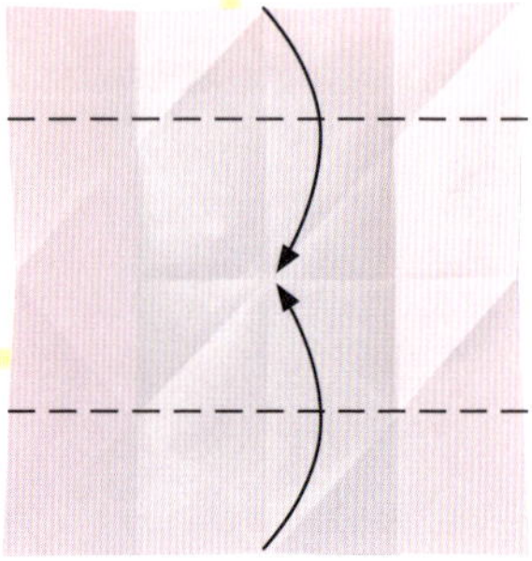

上下の辺を、まん中に合わせて折る。

6

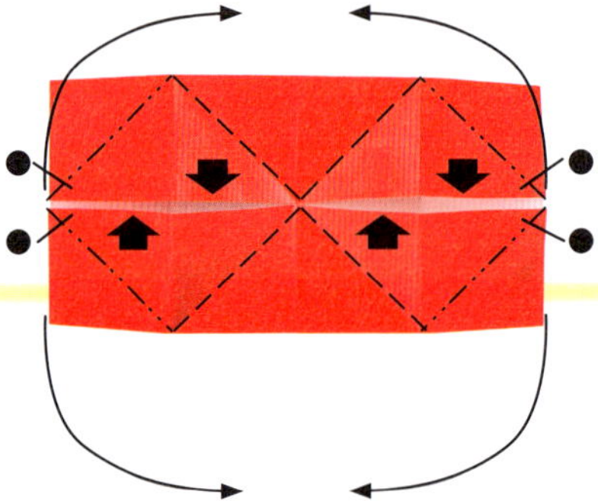

●部分をそれぞれ上下にひらきながら、折りすじの通りに折りつぶす。

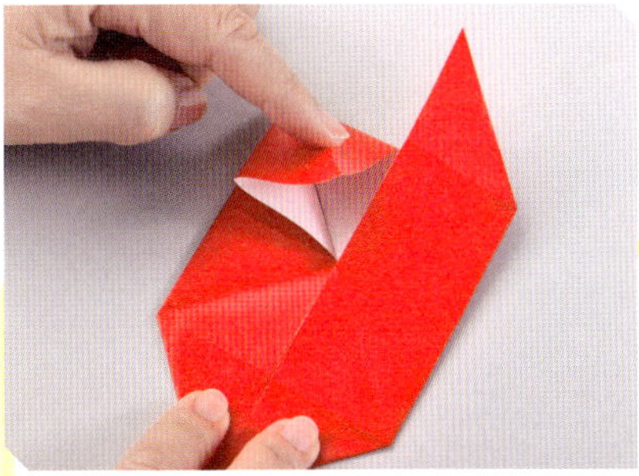

折りつぶしているところ。

7

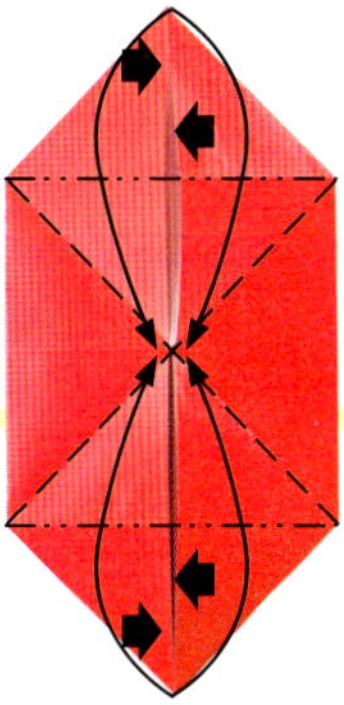

上下４つの角を、まん中に合わせて、四角に折りたたむ。

8

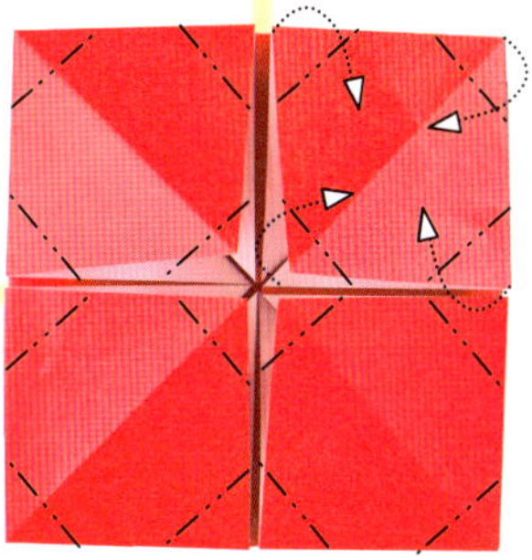

四角のよすみを、うしろへ折る。４か所とも同じ。

9

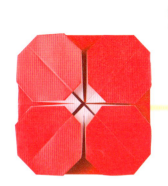

「花」の完成。

10

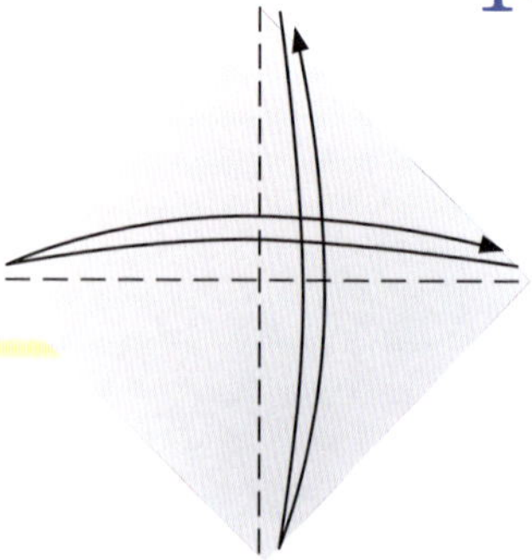

たてよこに折りすじをつける。

11

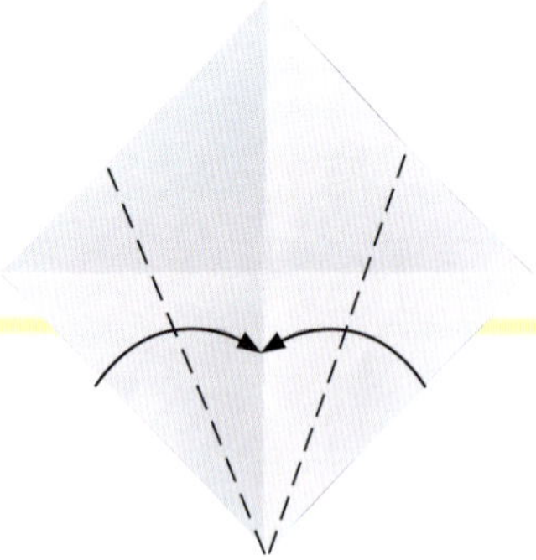

左右の下の辺を、まん中に合わせて折る。

12

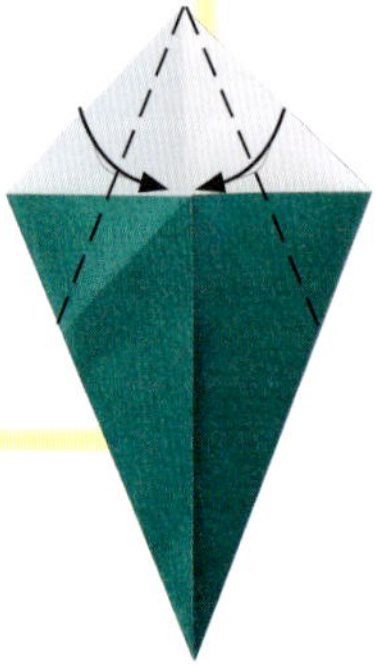

左右の上の辺を、まん中に合わせて折る。

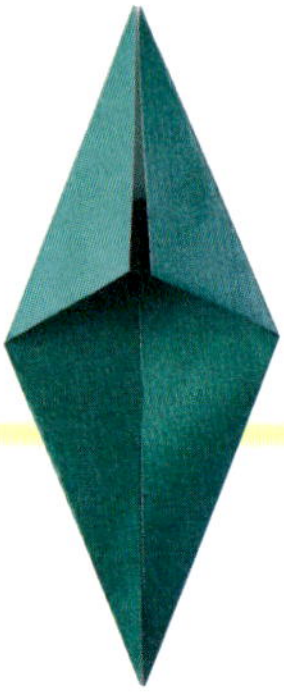

折ったところ。

うらがえす

13

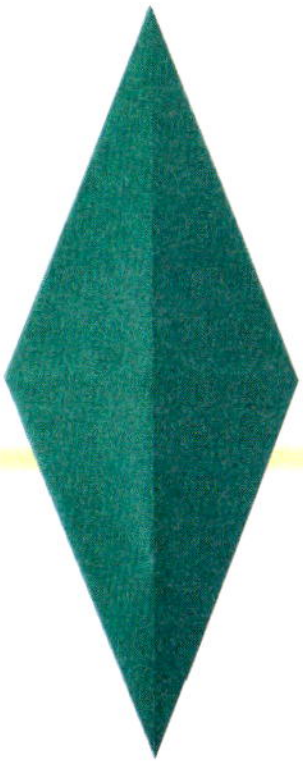

同じものを４こつくる。「葉」の完成。

14

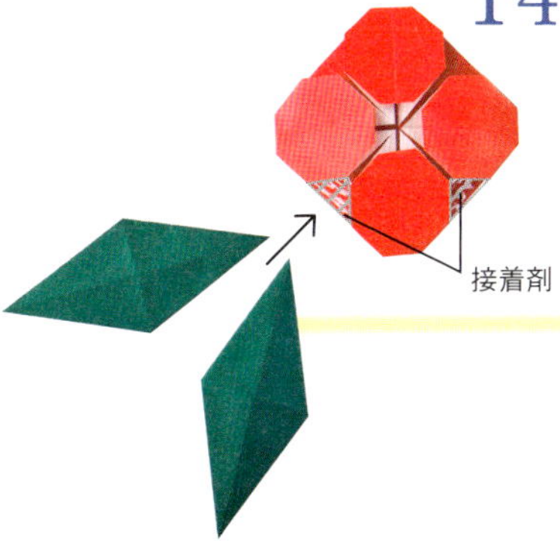

図の部分に接着剤をぬり、葉を左右２枚ずつはる。

完成！

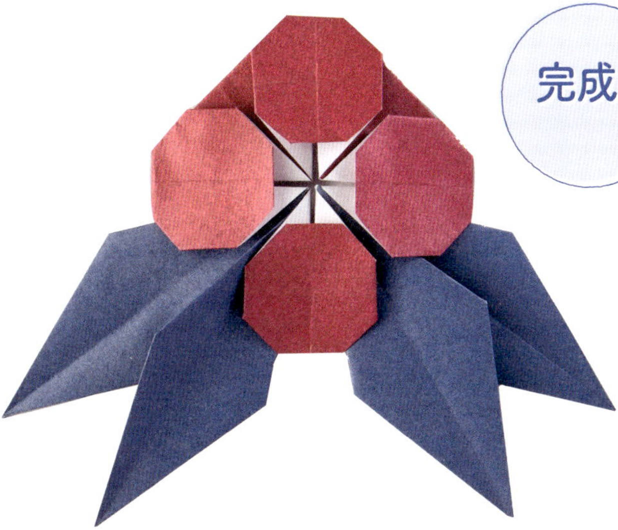

冬の花でアレンジ

ポチぶくろ

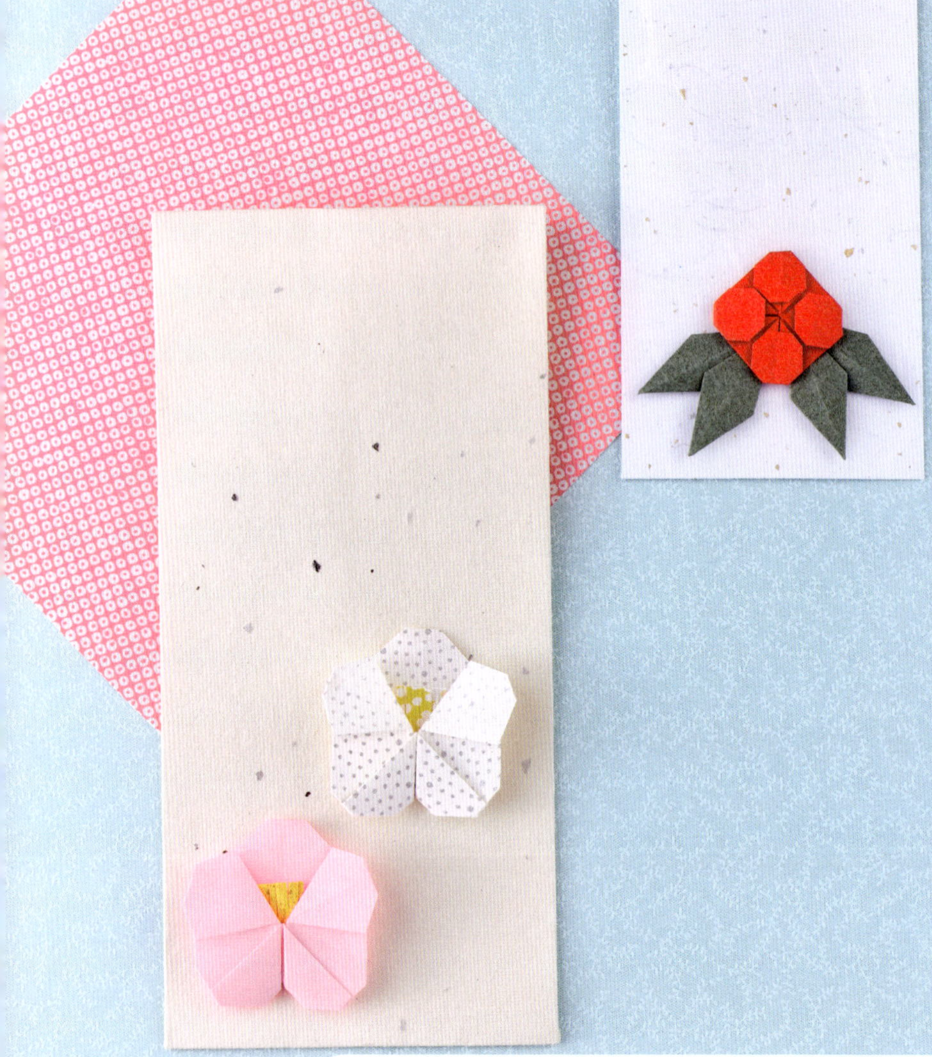

お年玉やご祝儀をわたすのにも、ひと工夫。市販のふくろに「うめ（113ページ）」や「南天（130ページ）」をはって、冬のふんいきをそえてみましょう。赤や白のおりがみを使えば、お正月らしくなります。

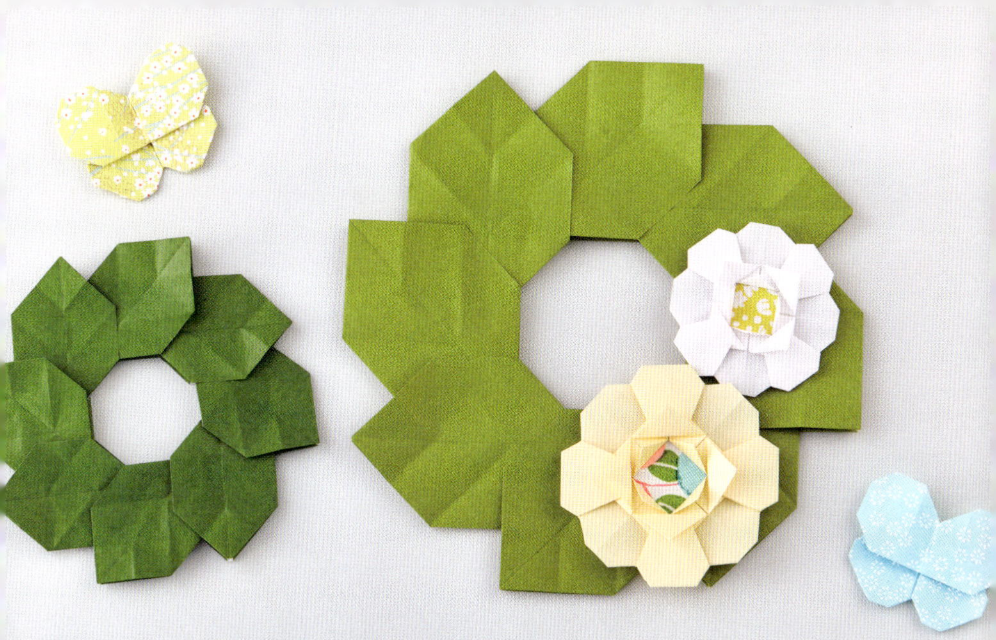

葉っぱのリース

使用するおりがみ　7.5cm× 7.5cmのおりがみ８枚

1

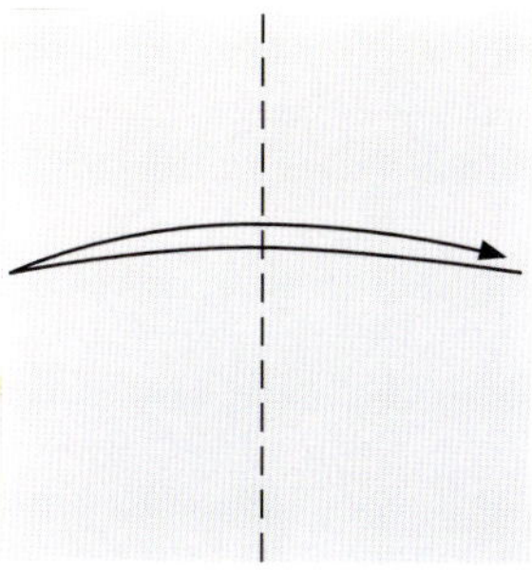

たてに折りすじをつける。

2

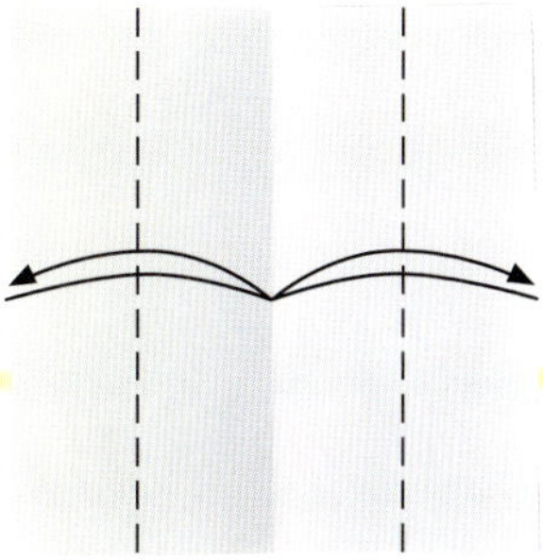

左右の辺を、まん中に合わせて、折りすじをつける。

3

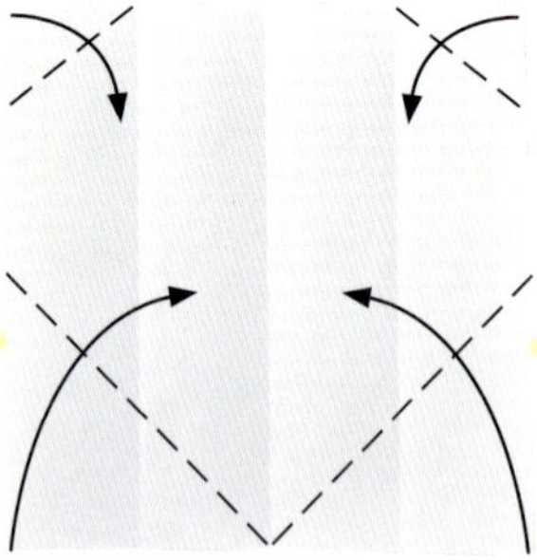

左右の上の角を、2の折りすじに合わせて折る。左右の下の角を、まん中に合わせて折る。

4

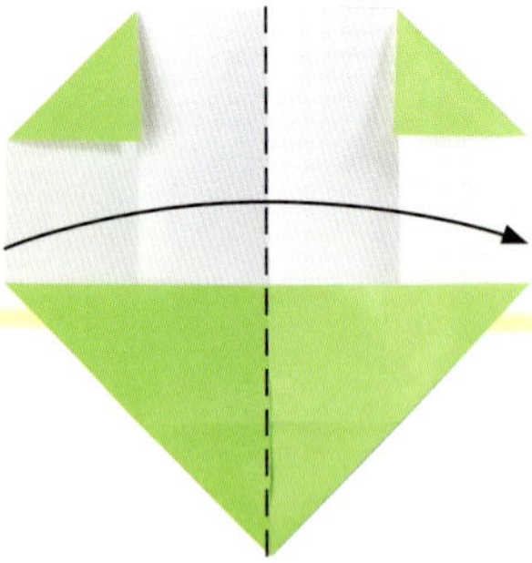

半分に折る。

5

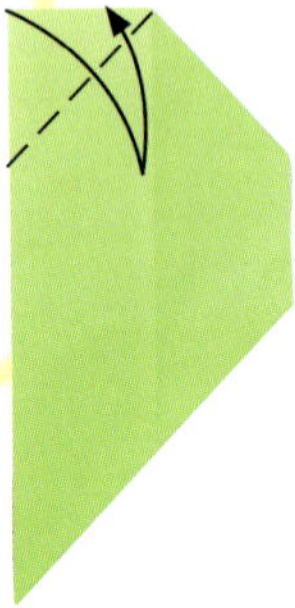

左上の角を2の折りすじに合わせて、折りすじをつける。

6

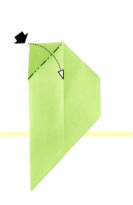

左上の角を、内がわに折りこむ。

7

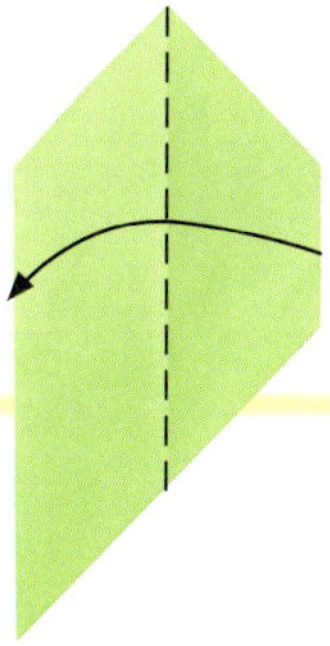

手前がわの1枚の右の辺を、左の辺に合わせて折る。うしろがわも同じ。

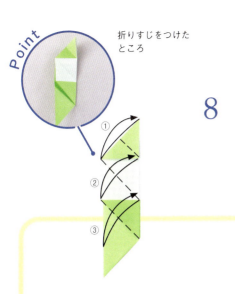

8

折りすじをつけたところ

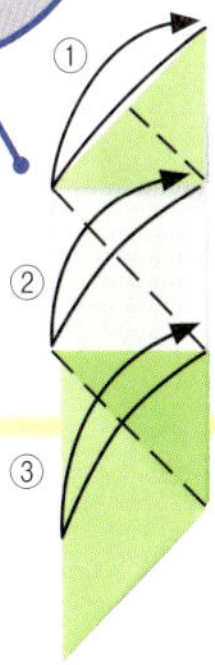

①②③の順に、折りすじをつけて、7の形まで広げる。同じものを8個作る。

9

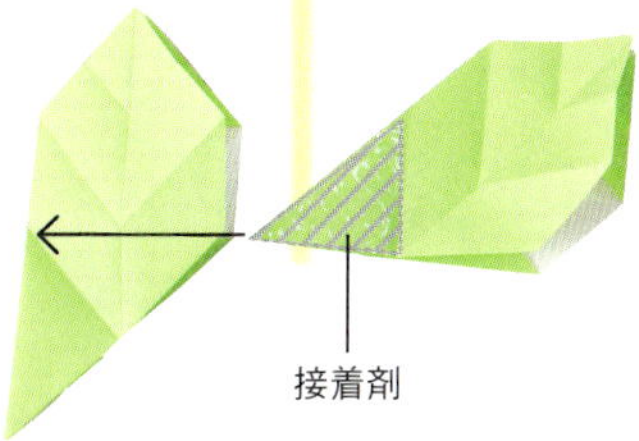

接着剤をぬり、もう1個にさしこんではさむ。同じように、8個はり合わせて、輪にする。

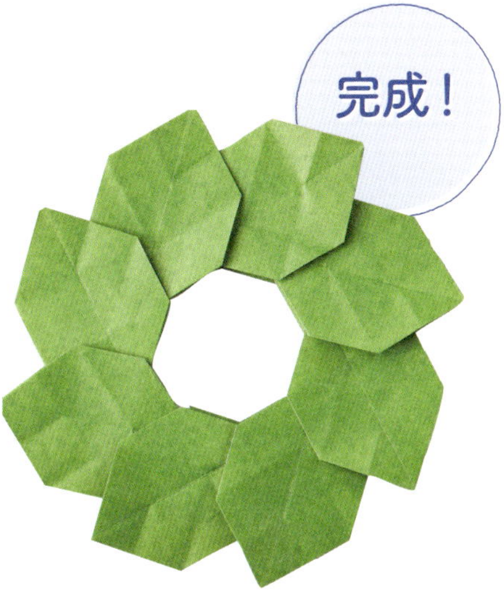

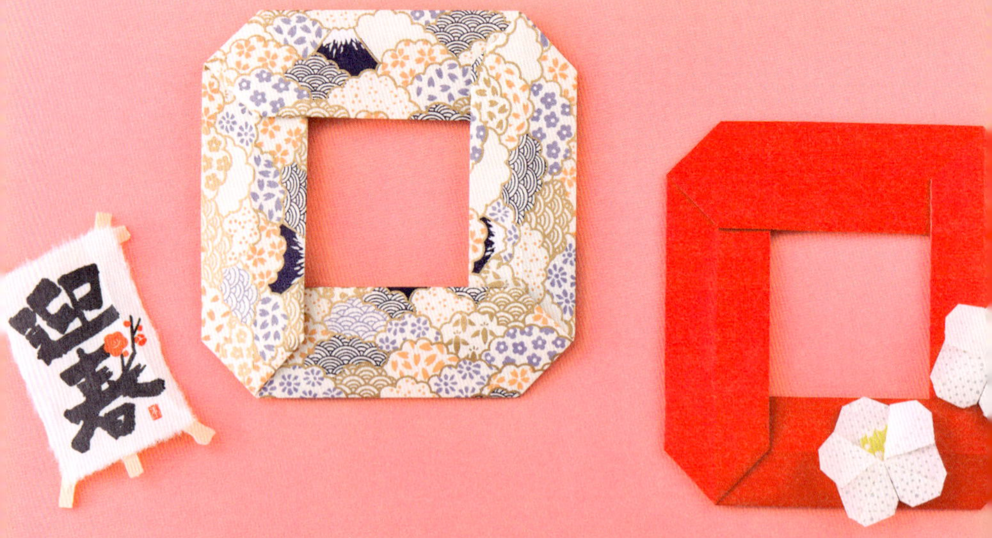

スクエアリース

使用するおりがみ　7.5cm× 15cmのおりがみ４枚

1

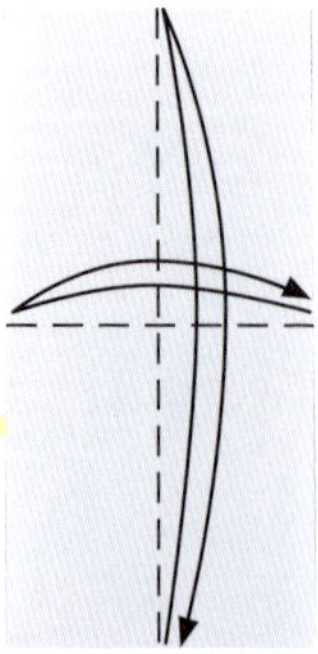

たて、よこに折りすじをつける。

2

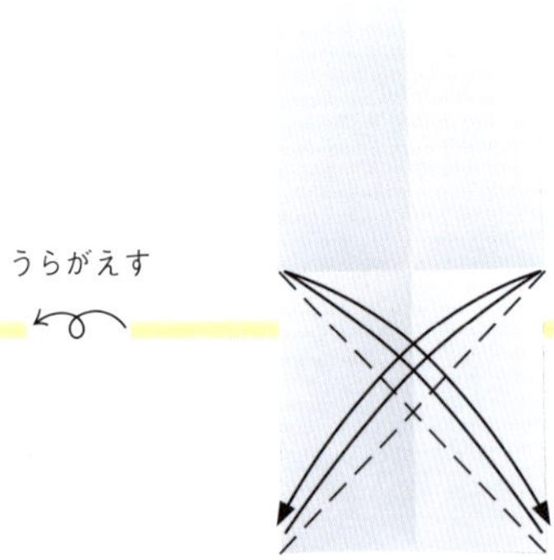

下半分に、ななめの折りすじをつける。

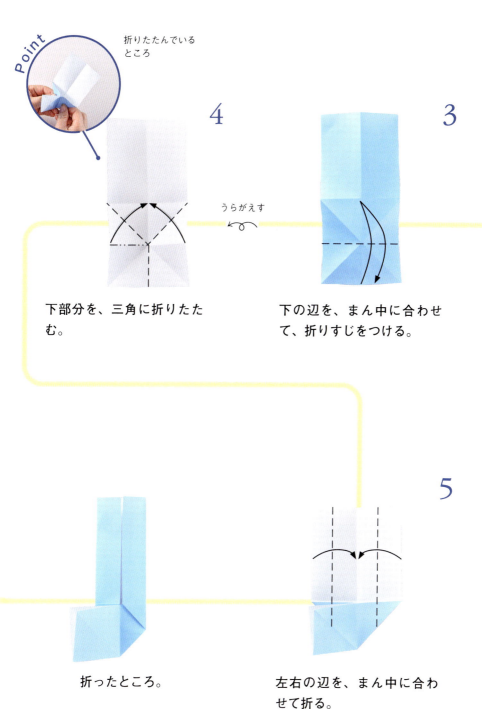

3

下の辺を、まん中に合わせて、折りすじをつける。

うらがえす

4

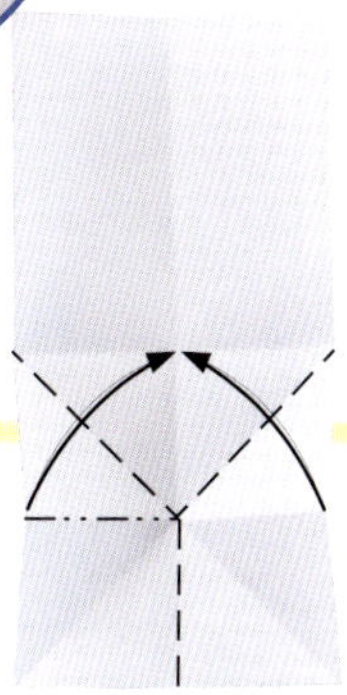

折りたたんでいる
ところ

下部分を、三角に折りたたむ。

5

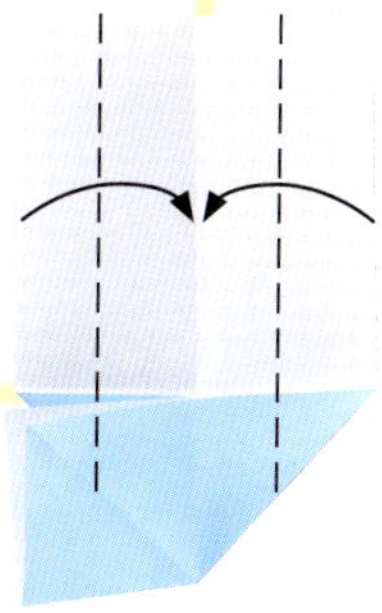

左右の辺を、まん中に合わせて折る。

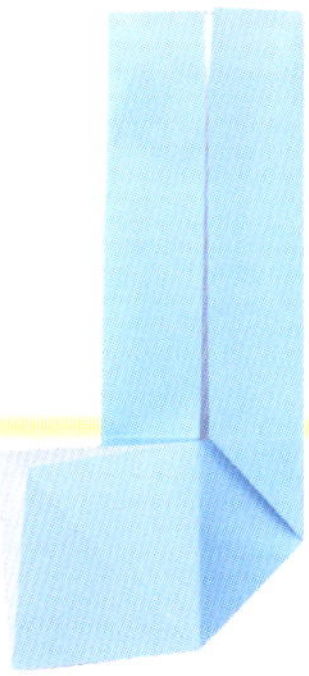

折ったところ。

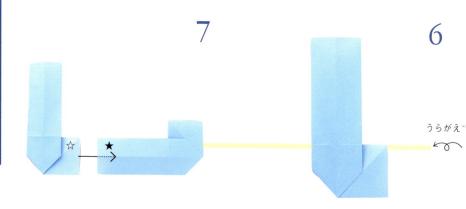

6

同じものを4個作る。

7

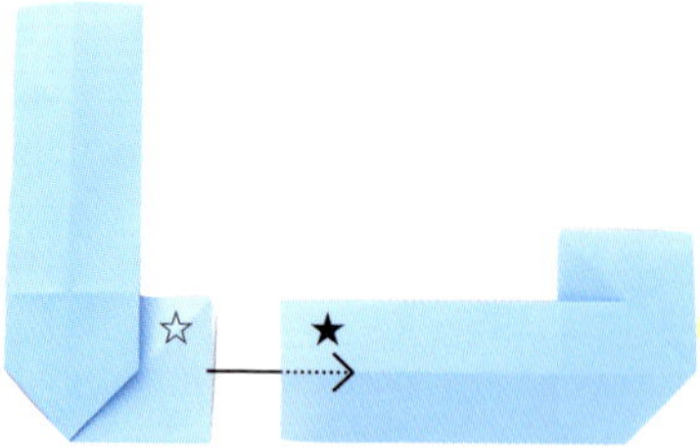

☆を、★のすきまにさしこむ。同じように4個組み合わせる。

完成！

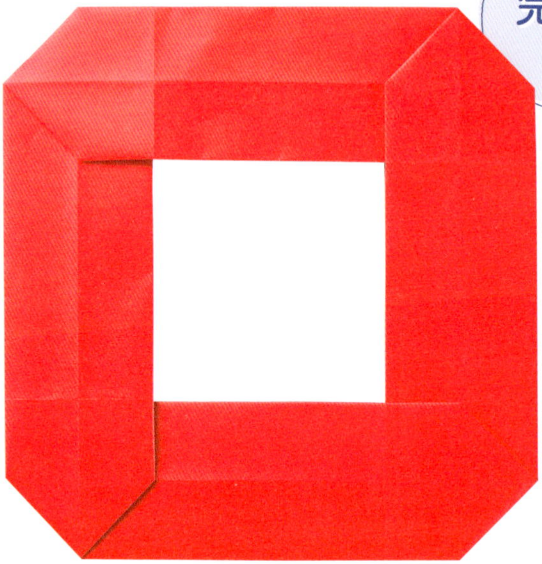

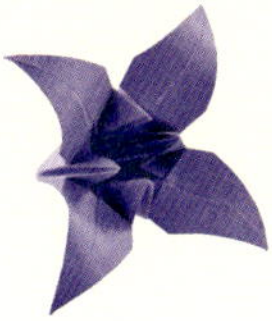
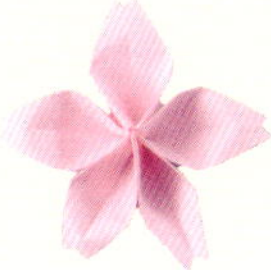
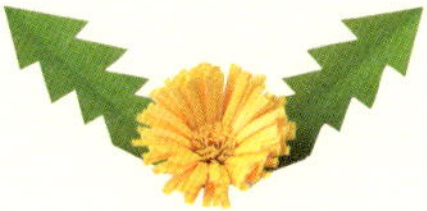
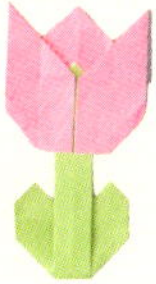

おわりに

本書を手に取っていただきありがとうございます。最近は、脳の活性化にもよいと聞くおりがみ。今回は「四季の花」をテーマに作品を紹介させていただきました。紙というシンプルな素材が、折りすすめることで、形を変え、かわいらしい花になる瞬間を楽しんでいただければうれしく思います。一部の作品では、おりがみを作って楽しんでいただくだけではなく、暮らしを彩る飾り方や贈り物に華を添える提案もさせていただいたので、ぜひ実践し

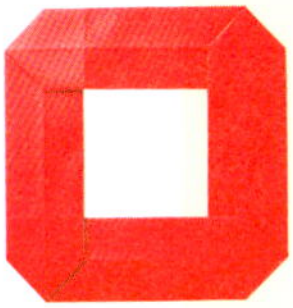
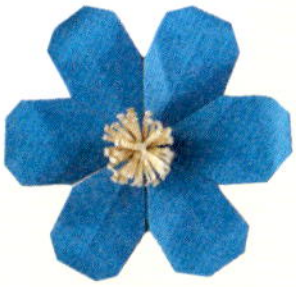
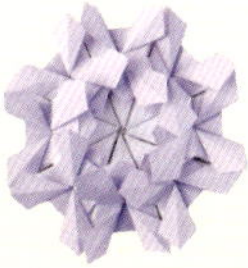
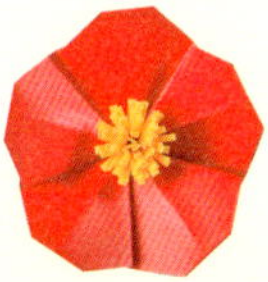
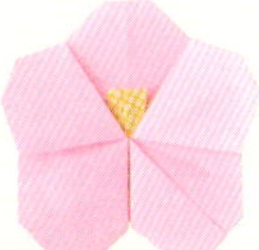
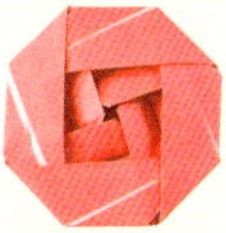

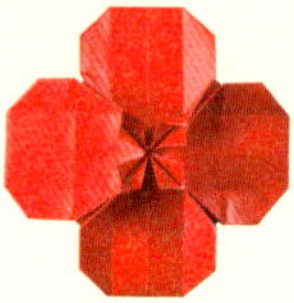
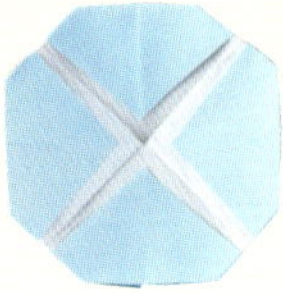
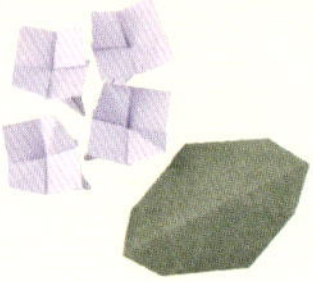
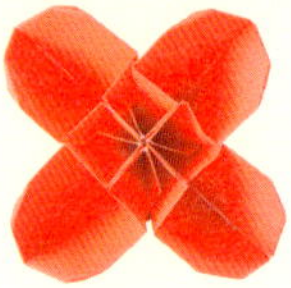
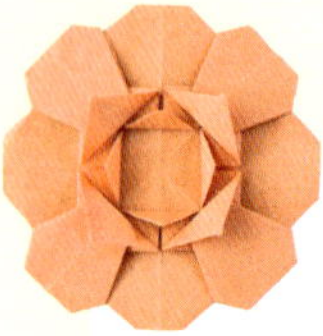
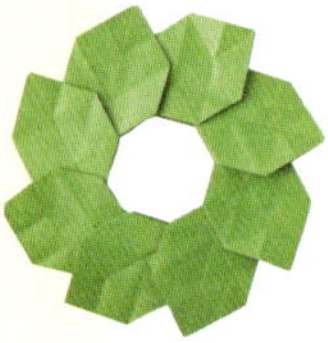

てみてください。

おりがみは作品を作る楽しさ、完成した時の達成感も大きな魅力ですが、なんどもチャレンジすることで、自分なりの折り方やアレンジを加えることもできますし、完成した作品を見ながらお友だちや家族と会話を楽しむためのツールにもなります。この本で紹介させていただいた「花のおりがみ」が、みなさまの生活に小さな幸せをもたらすことができれば幸いです。

たかはしなな

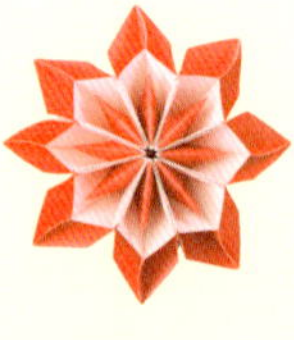
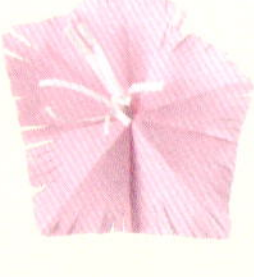
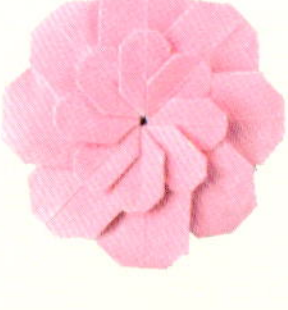
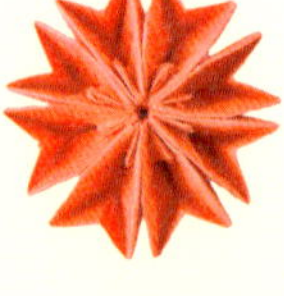
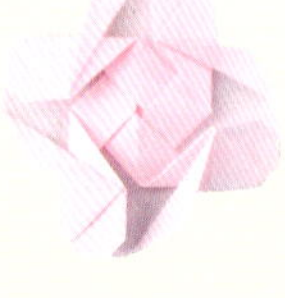

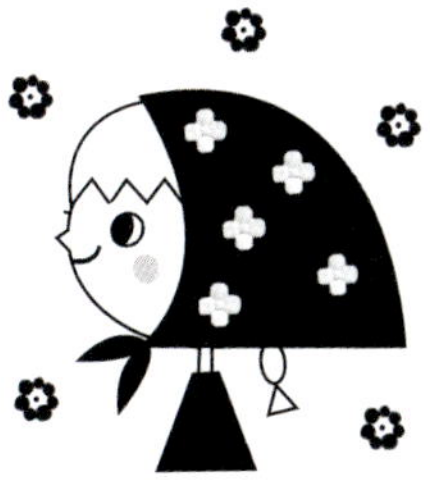

たかはしなな　著

ペーパークラフト作家、イラストレーター。オリジナルのおりがみとイラストのコラージュ作品を創り、Instagramなどで配信している。日本各地やパリで、おりがみやペーパークラフトのワークショップを開催。イラスト、絵本、広告、雑貨制作など、活動は多岐にわたる。『nanahoshiのお祝いおりがみ』(誠文堂新光社)、『nanahoshiの大人かわいい花おりがみ』(主婦の友社)、『nanahoshiの飾って美しい花おりがみオーナメント』(メイツ出版)など著書多数。
Instagram　@_nanahoshi_

篠原菊紀《しのはらきくのり》　監修

公立諏訪東京理科大学情報応用工学科教授。人システム研究所所長。茅野市縄文ふるさと大使。東京大学卒業、同大学院修了。専門は脳科学、健康教育学。
『持ち歩き脳活ドリルプラス2025年3月号』(白夜書房／ 2025)、『脳活！問題集150日Vol.4』(ブティック社／2024)、『何歳からでも間に合う　脳を鍛える方法』(徳間書店／ 2024)、『脳の鍛え方見るだけノート』(宝島社／2024)、『これで合格間違いなし!! 運転免許認知機能検査対策＆問題集2023年最新版』(マガジンボックス／2023)、『クイズ！脳ベルSHOWマッチ棒クイズ200問スペシャル』(扶桑社／ 2023)など、著書・監修書多数。脳トレ関連本は200冊を超える。テレビ、ラジオなどでの解説も多い。

■STAFF

装丁	FANTAGRAPH
本文デザイン・DTP	徳本育民
写真	竹内浩務
イラスト	こがちひろ
編集・執筆	石黒太郎、色川篤実、古谷梨菜子(スタジオダンク)
企画・編集	田中早紀

70歳からの脳に効く花のおりがみ

2025年5月7日　第1刷発行

著　者	たかはしなな
監　修	篠原菊紀
発行人	関川 誠
発行所	株式会社宝島社 〒102-8388 東京都千代田区一番町25番地 電話：営業　03-3234-4621 　　　編集　03-3239-0646 https://tkj.jp
印刷・製本	サンケイ総合印刷株式会社

Printed in Japan
ISBN 978-4-299-06627-5